近代名医珍本医书重刊大系
（第三辑）

# 鳢溪医论选研究

王聘贤　著

单孟俊　点校

天津出版传媒集团

天津科学技术出版社

**图书在版编目（CIP）数据**

鲟溪医论选研究 / 王聘贤著；单孟俊点校. --
天津：天津科学技术出版社，2024.4. --（近代名医珍
本医书重刊大系）. -- ISBN 978-7-5742-2690-6

Ⅰ. R249.6

中国国家版本馆CIP数据核字第20250CA565号

鲟溪医论选研究
FUXI YILUNXUAN YANJIU

责任编辑：吴文博　梁　旭
责任印制：兰　毅

出　　版：天津出版传媒集团
　　　　　天津科学技术出版社
地　　址：天津市西康路35号
邮　　编：300051
电　　话：（022）23332392（发行科）23332377（编辑部）
网　　址：www.tjkjcbs.com.cn
发　　行：新华书店经销
印　　刷：北京兰星球彩色印刷有限公司

开本 880×1230　1/32　印张5.5　字数93 000
2024年4月第1版第1次印刷
定价：45.00元

# 读名家经典
# 悟中医之道

扫描本书二维码，获取以下**正版专属资源**

**本书音频** 畅享听书乐趣，让阅读更高效

**走近名医** 学习名家医案，提升中医思维

**方剂歌诀** 牢记常用歌诀，领悟方剂智慧

- **读书记录册**
  记录学习心得与体会

- **读者交流群**
  与书友探讨中医话题

- **中医参考书**
  一步步精进中医技能

扫码添加智能阅读向导
**帮你找到学习中医的好方法！**

**操作步骤指南**
① 微信扫描上方二维码，选取所需资源。
② 如需重复使用，可再次扫码或将其添加到微信"收藏"。

# 推荐文

　　中医药是我国劳动人民在长期防治疾病的实践中创造的独具特色的医学瑰宝，千百年来为中华民族的繁衍昌盛做出了不可磨灭的贡献。作为新时代的中医药人，弘扬中医文化，传承国药精粹，使其更好地造福于民，是我们的神圣职责和义务。

　　当前，中医药的发展正处在能力提升关键期，国际社会对中医药的关注度也在日益提升。近年来，党和国家领导人非常重视发挥中医药在对外交流合作中的独特作用，并对新时期中医工作做出重要指示：一是全新、明确地界定了中医药学在中华文化复兴新时期的关键地位，是"打开中华文明宝库的钥匙"；二是指出了深入研究和科学总结中医药学的积极意义，即"丰富世界医学事业、推进生命科学研究"；三是揭示了中医药学在国际文化交流与合作中的重要作用，即"开启一扇了解中国文化新的窗口，为加强各国人民心灵沟通、增进传统友好搭起一座新的桥梁"。

　　天津科学技术出版社有限公司和北京文峰天下图书有限公司共同打造的"近代名医珍本医书重刊大系"第三辑包含了19世纪多位中医名家代表作，如《俞介庵经验集》《临证心得》《蒲园医案》《柳选四家医案评校》《岭南儿科双璧》《鲆溪医论选研究》等。像俞介庵、朱卓夫、赖良蒲、程康圃、杨鹤龄、王聘贤等医家的代表作也囊括其中。

这些医家对中医发展、中医学术研究具有独特见地。时至今日，他们的学术思想和医案对临床及各类医学问题的研究仍具有重要参考和启迪作用。现将他们的经典医案和医论汇集整理重新出版，以为读者提供一份难得的了解、研究、继承中医的宝贵资料。

此系列丛书的出版，不仅具有示范意义，对全国中医药学术传承发展，也将起到积极的推动作用。且该丛书的点校与出版，并非单纯的医史研究，也非单纯的文献整理点校，而是有着很专业的实用价值，在阅读过程中，可以与这些医家的思想碰撞，产生火花。欣慰之余，愿为之推荐。

名老中医药专家学术经验继承工作指导老师

李佃贵

2023年1月16日

# 序　言

　　"近代名医珍本医书重刊大系"具有包含医家更多，选取品种更全、更具代表性，梳理更细致，点校者权威等特点。在第一、二辑的基础上，第三辑继续扩充19世纪中医名家代表作，共计22个品种，不仅包括《俞介庵经验集》《临证心得》《蒲园医案》《柳选四家医案评校》《岭南儿科双璧》《鲆溪医论选研究》等作品，而且还包含了俞介庵、朱卓夫、赖良蒲、程康圃、杨鹤龄、王聘贤等医家的代表作。

　　这次点校着重以中医传统理论结合著者学术经验予以诠解，汇辑各家注解，但不为古人注释所囿，联系所论的因、证、治疗等加以阐论和分析，凭证论治，论证用药。这套书深挖中华医藏，系统梳理19世纪中医名家代表作，可以为中医研究者提供坚实的文献研究基础，承前启后，为复兴中医药文化、提升中医药社会地位提供理论基础。也进一步贯彻了新时期中医工作重要指示精神：全新、明确地界定了中医药学在中华文化复兴新时期的关键地位，是"打开中华文明宝库的钥匙"。

　　"近代名医珍本医书重刊大系"是目前最系统地甄选19世纪中医名家代表作的系列丛书，特聘国医大师李佃贵指导，并邀请当今的中医名家、青年临床医师加

入，进行严谨的点校重刊，旨在为研究中医药知识提供
理论基础，传承发展祖国中医药文化。

全景脉学创始人

2023 年 2 月 11 日

# 目 录

鲟溪医论选研究

## 卷一　总论门

1

## 鲟溪医论选中编卷一

### 总论门

# 孶溪医论选研究

## 卷一　总论门

### （一）论人身体气实分四种

　　中选分人体质为水土寒湿体、木火燥热体、木土湿热体、寒燥体四种，颇为扼要。即新说分人为胆液质、多血质、神经质、黏液质是也。神经质之人，面容多瘦，有威可畏，身躯长，体质弱，其知（识）量实高人一等；多血质之人，其颜色若有深虑，眼大而锐，鼻高，骨骼实坚强；黏液质之人，容貌温雅，若无力者，然眼常作睡眠之状，面柔和而圆者甚多；胆液质之人，颜色常雄壮活泼，其肤呈黄色，眼膨起而唇突出，精力充实而不肥胖者多，懒惰无能而毫无定见者普遍，其质系多血，唯少活泼而不发达。

　　多血神经质之人：著作家、神学家、教育家、音乐家、画家。多血胆液质之人：军人、故事家、数学家、商业家、医师。多血黏液质之人：有富于决断之大才，有保长寿之伎俩。寒湿燥热两种，若精研医术者可望而知之。至湿热寒燥之人，非素识则不易知也。然于木火水土两种，认得的确，其他两种虽不知，按此而治，亦不至南辕北辙也。篇中所论寒必伤阳，热必伤阴，湿能伤气，燥能伤液，同类相感，易于受病，试紧要之言也。惟论此四种体质，非教人观察明确，即不问何病，治寒湿以温补，治燥火以苦寒之意，乃须兼顾，勿虚其虚，实其实之意也。惟此四种体质之外，又须辨其年老、年少，用心、劳力，性躁、性缓，居南、居北，居山、居水。如老人脉多沉迟，气血不甚流利，多阴虚阳亢之体；小儿脉多急数；用心者左寸必弱；北人体强，南人柔弱。若不细辨而以一般治法概施之，鲜不偾事矣，学者当隅反焉。

**四物汤：**《局方》，此乃调血之方，非生血之剂。

熟地黄9克（血热换生地）　当归身9克（大便不适用土炒）　杭白芍6克（失血醋炒）　川芎4.5克（血逆童便浸）

**乌梅丸：**《金匮》方，治蛔厥、吐蛔，久痢。

乌梅300枚　细辛、桂枝、附子、人参、黄柏各180克　干姜300克　黄连500克　川椒、当归各120克（一方无干姜）

**清燥汤：**李东垣方，治痿厥，腰以下不能动，行走不正，两足颓侧，小儿自汗，或热伤元气，二便闭塞。

黄芪4.5克　黄连0.6克　苍术4.5克　白术1.5

克　陈皮1.5克　泽泻1.5克　五味子5粒　人参0.9克　茯苓0.9克　升麻0.9克　当归3.6克　柴胡、麦冬、生地、猪苓、神曲、黄柏（酒炒）、甘草各0.6克（编者按：在临症应用时剂量应酌情加大）

**虎潜丸：**朱丹溪方，治肾阴不足，筋骨痿软，不能步履，廉疮，筋骨痿弱，下元虚冷，精血亏损，骨蒸劳热。

败龟板（酒炙）120克　黄柏（盐水炒）120克　淮牛膝（酒蒸）105克　杭白芍（醋炒）45克　锁阳60克　虎胫骨（醋炙）30克　当归身（酒洗）30克　广陈皮（盐水润）22.5克　干姜15克　共研细末，羯羊肉二斤，酒煮捣膏为丸，如梧桐子大，每服9克。（编者按：查《丹溪心法》虎潜丸，有熟地、知母，无当归、牛膝。《医宗必读》亦有此方。药味组成与《丹溪心法》同，但多当归、牛膝。）

## （二）诊病须察阴脏阳脏平脏论

此即上篇木火、水土两质之论也，至论平脏用药，凡人莫不皆然，凡病莫不皆然，学者所当注意也。

## （三）阴阳虚实寒热辨

此篇论理仅得其大概，特集各家之说补充之。

## 1.阴阳论辨

徐灵胎曰:"病有阴阳,脉有阴阳,药有阴阳。以病言阴阳,则表为阳,里为阴;热为阳,寒为阴;上为阳,下为阴;气为阳,血为阴;动为阳,静为阴;多言为阳,语默为阴;喜明为阳,欲暗为阴;阳微不能呼,阴微不能吸;阳病不能俯,阴病不能仰。以脉言阴阳,则浮大滑动数为阳,沉涩弦微迟为阴。以药言阴阳,则升散为阳,敛降为阴;辛热为阳,苦寒为阴;行气分者为阳,行血分者为阴;性动善走为阳,性静善守为阴。人之先天阴阳,乃无形之阴阳,无形之火谓之曰元气,曰元阳。天一之水谓之曰元阴,曰天癸。"

"阴虚生内热,阳虚生外寒。阴盛生内寒,阳盛生外热。"此经言阴阳之虚实也。又曰:"阳气有余则身热无汗,此言表邪实也,阴气有余为多汗身寒,此言阳气之虚也。"仲景曰:"发热恶寒发于阳,无热恶寒发于阴。"经曰:"阴盛则阳病,阳盛则阴病。阳盛则热,阴盛则寒。"阴之病也,其来缓,其去亦缓;阳之病也,其来速,其去亦速。阳生于热,阴生于寒;阳病则旦静,阴病则夜宁;阳虚则暮乱,阴虚则朝争。此言阴阳之虚也。若系实邪,与此相反。阳盛则朝重暮轻,阴盛则朝轻暮重,其有或昼或夜,时作时止,不时而动者,以正气不能维持,则阴阳胜负交相错乱,当培养正气，则正气胜而阴阳自和矣。但或水或火必因虚实以求之。周澂之曰：阴虚者阳必凑之，阳虚者阴必凑之，此一说也。阴虚者阳必无根，阳虚者阴必不固，此又一说也。故阳虚内热与阴虚内热致不同也。阴虚者如房室过度，或用心过度，阴气消耗发为骨蒸，骨髓如空，小便赤涩，此阴虚而阳气因以陷之也。治之必填精补血，以充其阴而擎其阳，宣发升举之品只可为佐。阳虚者如劳力过度，汗出过多，一经宁息，时时洒淅恶寒，内发烦渴，四肢困倦，筋骨酸痛，此阳虚不能行表，而内缩于阴也，此时阴分亦必受伤，但病起于阳，治之必健脾益气，以充壮其阳，生津清热之品只可为佐。东垣补中益气之制，为阳虚内热设也；丹溪大补阴丸之制，为阴虚内热设也，二者岂可差矣乎！重以填精补血治阳虚，必致阳愈郁滞，而不可复振；重以健脾益气治阴虚，必致阴愈消灼，而不可复回。

阳虚生外寒者，阳受气于上焦，以温皮肤分肉之间，今寒气在外，则上焦不通，上焦不通则寒气独留于外，故寒慄。阴虚生内热者，有所劳倦，形气衰少，谷气不盛，上焦不行，下脘不通，胃气热熏胸中，故内热。阳盛生外热者，上焦不通利，则皮肤致密，腠理闭塞，玄府不通，卫气不得泄越，故外热。阴盛生内寒者，厥气上逆，寒积于胸中而不泄，不泄则温气去，寒独留，则血凝泣，凝则脉不通，其脉盛大以涩，故中寒。

阳盛阴虚，下之则愈，汗久则死。阴盛阳虚，汗之则愈，下之则死。

无阳则阴无以生，无阴则阳无以化，阳根于阴，阴根于阳也。

又阳旺阴生者，必剂中有阴药，为之引导也。其用人参补阴，姜桂益阳，乃阳旺而阴始化，非阳旺而阴自生也。桂附开下寒返虚火，亦阴化非阴生也，此必用阴药，而资桂附熏蒸鼓舞之力也。

周澂之曰：阴盛生内寒，阴虚生内热，阴盛之脉迟紧而涩，阴虚之脉数散而涩。阴盛宜辛温振阳，阴虚宜甘润填阴。阴盛格阳于外者，阴踞于内，升降不调，阳欲内反不得，此阴力之能格阳也。阴虚阳越于外者，阴虚不能维阳，无根之阳不能内返，游奕于外，此微阳之自外越也。阴虚阳越，治宜温润填阴以安阳，无大热温经以回阳也。至于脉沉细而疾，渴欲饮水，躁烦闷乱，此阴痼于外，阳拂于内之象也，而曰阴盛格阳，水极似火，不亦误乎！即用热剂，如许氏之破阴丹，亦撤外阴以透伏阳，岂驱逐伏阴之谓乎。若夫内外有热，其脉沉伏，不洪不数，但指下沉涩而小急，此为伏热，不可误认虚寒，以温热治之，是益其热也。此又阴虚而阳气下陷入于阴中，所谓荣从卫降者也。大抵阴盛于内为内实，其脉象决无按之反芤者，非坚牢即细紧耳，惟阴虚者，精血内空，阳气外迫，其脉则浮大而芤矣。第阴盛之人，有阳虚，有阳不虚；阴虚之人有阳盛，有阳不盛。从阴引阳，从阳引阴，喻嘉言有三分七分，昼服夜服之论矣，此专就虚劳一病言之也。若寻常杂症，只于本病对治剂中用药略有偏寒偏热，兼升兼降，重散重敛之不同耳。即如阴盛之人，阳虚者宜用温经回阳矣。阳不虚者用温化之药加以微苦微酸，清降浮阳，使之内合也。阴虚之人阳盛者，是内热也，宜甘润咸润以填阴，佐以升芪参柴补气建中之品，提挈阳气出返阳位也。阳不盛者即浮阳外越也，宜温润兼补脾肾，酸辛并可用矣，此内伤治法之大略也。

陆九芝曰：有阴虚之病，其甚者火且旺；有阳虚之病，其甚者水且泛。有阴盛之病，其甚者且格阳；有阳盛之病，其甚者且格阴。人之言曰：阴虚者，补阴而阴不虚；阳虚者，补阳而阳不虚。阴盛者，补阳而阴不盛；阳盛者，补阴而阳不盛，阴阳有对待之观。治阴阳者自当作平列之势。余则以为阴虚而致火旺，阳虚而致水泛自应平列其治，若阴盛阳盛，则其势不能平列者，盖阴盛之病，阴不自为病也，凡阴所见病之处，必其阳所不到之处，故阴盛无消阴之法，但有补阳破阴之方。

若阳盛之病则有不能补阴以固阳者矣。盖阳而伤阴，必先令阳退而阴乃保，凡在补阴之药无不腻滞而满中，滋阴则不足，助阳则有余，故阳盛无补阴之法，但伐阳以保阴也。世之目为阳盛者乃阴盛而格阳，看似阳盛，实是阴盛。又所谓补阴而阳不盛者，乃阴虚而阳亢，看似阳盛，实是阴虚。至阴盛阴虚两证，皆目之为阳盛，而遇真是阳盛之病遂皆作阴虚观，且置阴盛不言而但作阴虚观矣，欲明阳盛之治，必先将阴虚阳亢，阴盛格阳之近似乎阳盛者，别而出之，而后阳盛之真面目乃见，如是而当疑阳盛之可以补阴，养阴之亦可以退阳者，未之有也。

再以阴虚阳亢，阴盛格阳两证观之，歧中又歧焉，阳之亢，阳之极，从其外而观之，不知者方以为皆是阳病，其知者亦仅谓皆是阴病。然其病也，一由阴虚而来，一由阴盛而来，阴虽同，而阴之虚盛则相反，凡阴盛格阳之病，仍作阴虚阳亢治之，不补阳而反补阴，鲜不殆者，若更以阴虚作阳盛更以阴盛作阳盛，当何足以论阴阳哉！

阳为阴遏，或寒湿久淹，阳气下陷入阴，或过食生冷抑遏阳气于脾土，中阳不得舒，治宜李东垣之补中益气法。

阳常有余，阴常不足，阴易亏而难成，阴虚生内热，故坎中之真阳飞越于上，阴更虚，丹溪之补阴法诚善也。

阳为阴遏，只见有阴，不见有阳；阴虚阳亢，只见有阳，不见有阴。阴虚阳亢，后人多称引火归元，欲用阳药，谬误殊甚，至火势燎原，扪之烙手，以丹溪法治之，甚为相合。若龙雷升腾，阴霾四合，则与丹溪法正相反也。

阴虚多成虚损，其证无不潮热，咳嗽吐红，食减，脉来细数，治法故以滋阴清热为主，然滋而不滞，清而不寒，且时时兼顾脾胃，至阴气已充，可以用参芪时则愈矣。若先误投参芪，则阴绝而死。

### 2.虚实论辨

虚实者，病之体类也，内难仲景之论虚实也，其义甚繁，有以正气盛衰分虚实者，所谓脉来疾去迟，外实内虚，来迟去疾，外虚内实也；有以邪盛正衰分虚实者，所谓邪气盛则实，精气夺则虚也；有以病者为实，不病为虚者，所谓内痛外快，内实外虚，外痛内快，外实内虚也；有以病者为虚，不病为实者，所谓阳盛阴虚，下之则愈，汗之则死；阴盛阳虚，汗之则愈，下之则死也；有以病在气分无形为虚，血分有形为实者，白虎与承气之分也；有以病之微者为虚，甚为实者，大小陷胸与泻心之辨也；有以病之动者为虚，静为实者，在脏曰积，在腑曰聚是也；有以病之痼者为实，新为虚者，久病邪深，新病邪浅也；有以寒为虚，热为实者，阳道当实，阴道当虚之义也；有以寒为阴实阳虚，热为阳实阴虚者，阴阳对待，各从其类之义也；有以气上壅为实下陷为虚，气内结为实外散为虚者，是以病形之积散空坚言之也；至如从前来者为实邪，从后来者为虚邪，此又五行子母顺逆衰旺之大道也。

华元化曰：病有脏虚脏实，腑虚腑实，上虚上实，下虚下实，状各不同，宜深消息，肠鸣气走，足冷手寒，食不入胃，吐逆无时，皮毛憔悴，肌肉皱皴，耳目昏塞，语声破散，行步喘促，精神不收，此五脏之虚也。饮食太过，大小便难，胸膈满闷，肢节疼痛，身体沉重，头目昏眩，唇口肿胀，咽喉闭塞，肠中气急，皮肉不仁，暴生喘乏，偶作寒热，疮痍并起，悲喜时来，或自痿弱，或自高强，气不舒畅，血不流通此脏之实也。诊其脉举指而活，按之而微，又按之沉小微弱，短涩软濡俱为脏虚也；诊其脉举按皆盛者实也；又长、浮、数、疾、洪、紧、弦、大俱曰实也。头疼目赤，皮热骨寒，手足舒缓，血气壅塞，丹瘤更生，咽喉肿痛，轻按之痛，重按之快，饮食如故，曰腑实也。诊其脉浮而实大者是也。皮肤瘙痒，肌肉膜胀，饮食不化，大便滑而不止，诊其脉轻手按之得滑，重手按之得平，此乃腑虚也。胸膈痞满，头目碎痛，饮食不下，脑项昏重，咽喉不利，涕唾稠粘，诊其脉左右寸口沉、结、实、大者，上实也。颊赤心忪，举动颤慓，语声嘶嘎，唇焦口干，喘乏无力，面少颜色，颐颔肿满，诊其左右寸脉，弱而微者，上虚也。大小便难，饮食如故，腰脚沉重，脐腹疼痛，诊其左右手脉，尺中脉伏而涩者，下实也。大小便难，饮食如故，腰脚沉重，如坐水中，行步艰难，气上奔冲，梦寐危险，诊其左右尺中脉，滑而涩者，下虚也。病人脉微、涩、短、小俱属下虚也。《素问·通评虚实论》曰："邪气盛则实，精气夺则虚。"此虚实之大法也。设有人焉，正已夺而邪方盛，将顾其虚而补之乎？抑先其邪而攻之乎？见有不的，则生死系之，此其所宜以慎也，夫正者，本也。邪者，标也。若正气既虚，则邪气虽盛亦不可攻，盖恐邪去而正先脱，呼吸变生则措手不及，故治虚邪者当先顾正气，正气存则不致于害，且补中自有攻意，盖补阴即所以攻热，补阳即所以攻寒，也未有正气复而邪不退者，亦未有正气竭而命不倾者，如必不得已，亦当酌量缓急，暂从权宜，从少从多，寓战于守斯可矣，此治虚之道也。若正气无损者，邪气虽微自不宜补，盖补之则正无兴，而邪反盛，适足以藉寇兵而资盗粮，故治实证者当直攻其邪，邪去则身安，但法贵精专，便臻速效，此治实之道也。要

之，能胜攻者，方是实证，实者可攻，任虑之有；不胜
攻者便是虚证，气去不返可不寒心，此邪正之本末，不
可不知也。日本元坚廉夫，常论列虚实夹杂之证，治甚
为明备，其文曰：为医之要，不过辨病之虚实而已，虚
实不明妄下汤药，则冰炭相反，坐误性命，是以临处之
际，不容毫有率略矣，盖尝考之。厥冷下痢，人皆知大
虚，宜补。潮热谵语，人皆知大实，宜泻。此则其病
虽重而诊疗之法不难也，若夫至虚有盛候，大实有羸
状，诚医之所难也。虽然，此犹难乎辨证，而不难乎处
治，何者？假证发露，抑遏真情，自非细心体察，则不
能辨其疑似，而认其真，然既其真也，纯补纯泻而病可
愈矣。唯医之最难者，在真实真虚混淆揉杂者而已，何
则？其病视为虚乎！挟有实证，视为实乎！挟有虚候，必
也精虑熟思，能析毫厘，而其情其机始可辨认，及其施
治，欲以补之则恐妨其实，欲以泻之恐妨其虚，补泻掣
时，不易下手，必也审之又审，奇正攻守，著著中法，
而后病可起矣，此非辨认难，而处治亦难者乎？是以病
之实中兼虚者，泻中兼补，若虚甚始从于补，虚复而后
宜泻矣。虚中兼实者，不清凉无由解热，不转刭无由逐
结，然从前之虚不得不顾，故或从缓下或一下止服，前
哲于此证，须先治其虚，后治其实，此殆是也。大抵邪
不解则不受补，有邪而补，徒增壅塞，且日积之虚，岂

暂补所能挽回乎。考之经文：乃如附子泻心、调胃承气即泻中兼补之治也。阳明病至循衣摸床，微喘直视，则既属虚惫，而犹用承气者，以实去而阴可回，从下后顿见虚候，其实既去，则调养易施也，此虚实相兼，大较如此。

若夫虚实相因而生，是亦不可不辨也，有人脾气亏损，或久吐，或久痢，中气不行，驯至腹满，尿闭，此自虚而生实也。至其满极，则姑治其标，主以疏导，然不以扶阳为念，则土崩可待也。又有人焉肾阴不足，下亏上盈，或潮热心烦，或血溢，痰涌，亦是虚生实者也。至其火亢则姑治其标，专主清凉，然不以润养为念，则真元竭绝矣。有人肠澼、赤痢、腹痛后重，如其矣，下则病积依然，而精汁日泄，羸劣日加，此自实而生虚也。治法或姑从扶阳，然不以磨积为先，则邪胜其正，亦至危殆。又有人焉肝气壅实，妄言妄怒，更而脾气受掣，饮食减损，日就委顿，亦是实生虚者也，治法或姑从补中，然不兼以清膈，则必格拒不纳矣。仲景法则，汗后胀满，是自虚而实，故用且疏且补之剂。五劳虚极因内有干血，是自实而虚；宿食脉涩，亦自实而虚，故一用大黄䗪虫丸一用大承气，盖干血下而虚自复，宿食去而胃必和也，此虚实相因而生之大略也。要之，相兼者与相因者，病之新久，胃之强弱，尤宜参伍加思，亦是诊处之大关键也。更论虚实之兼挟，则表里上下之分，又不可不知也，实在表而里虚者，补其中而病自痊，以病之在外，胃气充盛则宜托出，且里弱可以受补，如发背痘疮之类是也。实在里而兼虚者，除其实而病自愈，以病之属热，补之助壅，如彼虚人得胃实与瘀血、宿食之类是也。病上实素下寒者，必揣其脐腹，而后吐下可用；病下虚素上热者，必察其心胸而后滋补可施，此表里上下之例也。虽然今此所论大概，就病之属热者而立言已，如病寒之证亦不可不辨。经云：气实者，热也，气虚者，寒也。盖胃强则热，胃弱则寒，此必然之理也，故寒病多属虚者，然有厥阴病之上热下寒，此其上热虽未必为实，而未得不言之，犹有阳存，故凉温并用方为合辙矣，寒病又有阳虽虚而病则实者，固是胃气本弱，然关门犹有权，而痼寒宿冷僻在一处，或与邪相并，或触时气而动，以为内实也。倘其初起，满闭未甚者，须温利之，满闭殊剧者，攻下反在所禁，唯当温散之。盖以寒痼胃之所畏，其实之极必伤胃气，逐变纯虚耳。然则病寒之实，必要温补，固不可与病热之虚犹宜清涤者一例而论矣。《金匮》云："寒则散之，热则去之。"一言蔽之而已，是寒热之分，诚虚实证治之最要紧也。缪仲淳曰：若阴虚，若阳虚，或中风，或中暑，乃至泻痢，滞下，胎前产后，疔肿痈疽，痘疮痧疹，惊疳，糜不以保护胃气，补养脾气为先务，故益阴宜远苦寒，益阳宜防增气；祛风勿过燥散；消暑勿轻下通；泻痢勿加消导，滞下忌芒硝、巴豆、牵牛；胎产泄泻忌当归，产后寒热忌栀连；疔肿痈疽未溃忌当归；痘疹不可妄下，凡与胃气相违者，慎勿用也。夫治实者急去其邪，治虚者宜专于补，其顾胃气，人所易知也。独此邪盛正虚，攻补两难之际，只有力保胃气，加以攻邪，战守俱备，是所当注意者也。

察舌苔辨病之虚实也，凡物之理，实则，其形坚敛，其色苍老；虚则，其体浮胖，其色娇嫩。而病之现于舌也，其形与色亦然，故凡病属实者，其舌必坚敛而兼苍老；病属虚者，其舌必浮胖而兼娇嫩。

阴虚阳盛者其舌必干；阳虚阴盛者其舌必滑；阴虚阳盛而火旺者其舌必干而燥；阳虚阴盛而火衰者其舌必滑而湿；气虚伤津其苔白薄；心虚血枯其舌瘪瘦，舌本淡者，血虚也，淡而带青，血分虚寒也；舌润光黑无苔，虚寒积水也；舌心无苔，真阴素亏也；深红绛紫灼赤有神者，实也；淡白如猪腰水浸无神者，多虚也。凡舌有地质，坚敛苍老，不拘苔色白黄、灰黑，揩之不去，刮之不净，底仍相混，粘腻不见鲜红者，是为真苔，中必多滞。凡舌无地质，而浮胖娇嫩，不拘苔色白黄灰黑，揩之即去，刮之即净，底亦淡红，润泽不见垢腻者，是为假苔，里必大虚，即看似苔色满布，饮食后苔即脱去，舌质圆浮胖嫩者，亦属假苔，此治虚实之大关键也。（眉批：憔苔浮舌上，揩之即去，邪浅正复者多有之，不可以假苔而认作虚也）。

徐灵胎曰：虚实者有余不足也，有表里之虚实，气血之虚实，脏腑之虚实，阴阳之虚实。凡外入之病，多有余；内出之病，多不足。实言邪气，当泻；虚言正气，当补。欲明虚实，当知根本。夫病邪之实，固为可虑，而元气之虚，更属可虑。诊病之法，必先以元气为主，而后求病邪之深浅，若实而误补，不过增病，病增者随可解救。（作者注：此说不然，若病人邪盛，补之津枯血绝，多不救也。）虚而妄攻，必致脱元，元脱者不可生矣。总之，虚实之要。莫逃乎脉，如脉之真力有，真有神，方是真实证；脉之假有力，假有神，便是假实证。矧脉之无力无神，以至于全无力全无神者。

表实者，发热身痛，恶寒鼓额，或恶热揭衣，扬手掷足。寒束于表者无汗，火结于表者有疡，走注红痛，知营卫有热；拘急酸疼，知经络有寒。

表虚多汗，战栗怯寒，耳聋眩晕，目暗羞明，或肢体麻木，举动不胜，烦劳，或皮毛枯槁，肌肉日渐瘦削，或颜色憔悴，或神气苶然。

里实者，为痛胀，为痞坚，为闭结，喘满，为烦躁懊恼，或气血积聚，结滞腹中不散，或寒邪热毒深留脏腑难消。

里虚心怯心跳多惊，津液内竭，神志不宁，或饥不饮食，渴不喜冷，或畏明张目，恶闻人声，或饮食难化，时多呕恶，或气虚中满，二便不利，或遗精而溲溺不禁，或泄泻而脱出肛门，女子血枯经闭，胎多下坠，带下赤白，崩漏癃淋。

阳实者多恶热；阴实者多痛、恶寒；气实者气必喘粗，声音壮厉；血实者血必凝聚，多痛且坚；心实者多言多笑，小便黄赤涩少；肝实者多恼多怒，小腹两胁疼痛；脾实痞满腹胀，气闭身重；肺实喘咳多痰，胸满气逆；肾实气壅窍闭，二便痛涩。

阳虚者，火虚也。为神气不足，眼黑头眩，咳嗽吐沫，必多寒而畏寒。

阴虚者，水虚也。为骨蒸劳热，亡血戴阳，干咳失精，必多热而畏热。

气虚者，气短似喘，声音低怯。

血虚者，肌肤干涩，筋脉拘挛。

心虚则神惨淡，志意怯虑，多悲愁不乐；肝虚则目瞎瞎无所见，善恐，阴缩筋挛；脾虚则四肢不为我用，饮食不营肤肌；肺虚气少息微，皮毛枯涩少泽，肾虚二便不禁，夜多梦泄遗精。

虚者宜补，实者宜泻，不知虚中复有实，实中复有虚，故至虚有盛候，大实有羸状也。如病起七情，或饥饱劳倦，或酒色所困，或先天不足，每多身热，便闭，虚狂胀满，戴阳假班，证似有余，实由不足，又如外感未除，留伏经络，饮食不消，积聚脏腑，或郁结逆气，有不可散，顽痰瘀血有所留藏。病魔致羸，似乎不足，不知病根未铲，实非虚证也。经曰：无实实，无虚虚，谓损不足而益有余耳。

### 3.寒热论辨

寒热者阴阳之化也。阴不足则阳乘之，而变为热；阳不足则阴乘之，而变为寒。故阴胜则阳病，阴胜为寒也；阳胜则阴病，阳胜为热也。热极则生寒，是热极而阳内阴反外也；寒极则生热，乃寒极而阴盛，而阳行于外也。阳虚则外寒，寒必伤阳也；阴虚则内热，热必伤阴也。阳胜则外热，阳归阳分也；阴胜则内寒，阴归阴分也。寒则伤形，形言表也；热则伤气，气言里也。故火旺之时，阳有余而热病生；水旺之时，阳不足而寒病起。人事之病由于内，气交之病由于外，寒热之表里当知，寒热之虚实亦不可不辨。热在表者为发热头痛，为丹肿斑黄，为揭去衣被，为诸痛疮痒。寒在表者为恶寒身痛，浮肿肤疼，及容颜青惨，四肢寒厥。热在里者为胀满憋闷，为烦渴痞结，或喘息叫吼，或躁扰狂越。寒在里者恶心呕吐，吟咽肠鸣，及心腹疼痛，喜热畏冷。热在上者为头疼目赤，牙痛喉疮，诸逆冲上，喜冷舌黑。寒在上膈吞酸嗳腐，噎塞反胃，及饮食不化，喘胀呃哕。热在下者为腰足肿痛，二便闭涩，或茎痛遗精，或溺赤便浊。寒在下焦清浊不分，腹痛泄泻及阳痿遗精，膝胫寒冷。真寒之脉必迟弱无神，真热之脉必滑数有力；阳脏之人多热，阴脏之人多寒；阳脏者必生平喜冷恶热，即朝夕食冷，绝无所病，此真阳之有余也。阴脏者喜热畏冷，略食寒凉必伤脾胃，此真阳之不足也。第阳强者少，十之二、三，阳弱者多，十常七、八。（聘按：此说不确，张景岳从事温补，即主此说，徐氏又为此主张，无怪天下人皆习温补矣。）然恃强者每多致病，畏弱者多获安康，若见彼之强，忘我之弱，则与侏儒观场，丑妇效颦者无异矣。

### 4.寒热中之真假

寒热有真假者，阴证似阳，阳证似阴也。惟阴极反能发热，是内寒外热，即真寒假热也；阳极反能发厥冷，乃内热外寒，即真热假寒也。假热者，最忌用寒凉；假寒者，切忌用温热，辨此之法，当以脉之虚实、强弱为主。

假热者，水极似火也。凡病伤寒或杂病，其有素禀虚寒，偶感邪气而反热者；有劳倦受邪而反热者；酒色过度受邪而反热者；七情过度受邪而反热者；更有原非火证误服寒凉而反热者。真热本发热而假热亦发热，见症亦面赤烦躁，大便不通，小便赤涩，或为气促，咽喉肿痛，或为身热，脉势躁疾，未免误认为热，妄投寒凉，下咽必毙。不知身虽热而里实寒，正是里寒格阳之证，乃虚阳不敛也。故口虽干渴不喜冷饮，热饮，亦不能多，或大便不实，或先硬后溏，或小便短少，或水枯黄赤，或气短懒言，或神倦色黯。或起倒如狂，禁之则止，自与登高骂詈者不同，此虚狂也。或斑如蚊迹，淡红细碎，自与热极虚紫者不同，此虚斑也。假热之脉沉细急疾，或豁大无神，此越皮肤，寒在脏腑，所谓恶热，非热，明是阴证也，似此内败真寒，不知求本，但知攻热，则无不速危矣。急当以八味理阴回阳，四逆倍加附子引火归原，使元阳渐回，则热必退藏，所谓火就躁者是也。经曰：身热脉数，按之不鼓击于指下者，此阴盛格阳，非热也。仲景治少阴症，烦躁发狂者，四逆汤加猪胆汁人尿，以平格阳之气。东垣治面赤目赤，烦躁欲饮，脉七八至，按之则散者，此无根之火，当以姜附汤加人参以补摄元气。《外台秘要》以阴盛格阳，名阴躁，欲坐井中，宜以热药治之。

假寒者，火极似水，如伤寒热甚，失于汗下，致阳邪亢极，热伏于内，自阳入阴，其初身热，渐至发厥，神志昏沉。或时畏寒，此真寒本畏寒，而假寒亦时畏寒，是热深厥深，热极反兼寒化也，必声壮气粗，形强有力，唇焦舌黑，燥渴饮冷，小便赤涩，大便秘结，或热极旁流，下利清水中仍有燥粪及矢气极臭者，非寒也。脉必滑数有力，是实热内结也，承气汤。心烦潮热，大柴胡汤。有热无结，自汗烦渴，脉洪无力者如神白虎汤。杂病假寒必时慓畏寒，口渴饮水，此热极于内，阳气不伸，正寒在皮肤，热在脏腑也。所谓恶寒非寒，明是热证，故饮冷，便结，尿涩，口臭，躁扰不宁，脉必滑数有力，当以凉膈加连，清热存阴，内热既除则假寒自退，所谓水流湿者也。经曰：身热厥冷，脉必滑数，按之鼓击于指下者，此阳极似阴，非寒也。

徐灵胎表里论曰：表证者，邪自外入者也，凡风、寒、暑、湿、燥、火，气有不正者皆是。经曰：清风大来，燥之胜也，风木受邪，肝病生也。热气大来，火之胜也，金燥受邪，肺病生也。寒气大来，水之胜也，火热受邪，心病生也。湿气大来，土之胜也，寒水受邪，肾病生焉。风气大来，木之胜也，土湿受邪，脾病生焉。又冬伤于寒，春必病温。春伤于风，夏生飧泻。夏伤于暑，秋必痎疟。秋伤于湿，冬生咳嗽。凡此皆言外来之邪，而邪有阴阳之辨，所伤亦各不同，然邪虽有六化。只阴阳两化，阳邪化热伤气，阴邪化寒伤形。伤气者，气通于鼻，鼻受无形之天气，而通乎脏，故外受暑热而病，有发于中者，以热邪伤气也。伤形者，形充于血，血营乎身。寒邪伤之，浅在皮肤，深入经络，邪束于外，热遏营卫，则为身热体痛，无汗恶寒，是寒邪伤形也，经曰：寒则腠理闭，气不行，故气收矣。炅则腠理开，营卫通，汗大泄，故气泄矣，此寒热阴阳之辨。而六气感人，又惟风寒为最，以风为百病之长，寒为杀厉之气也。人身内有脏腑，外有经络，邪之客于形身，必先舍于皮肤，次入经络，留而不去，然后内连脏腑，此邪自外入之次，若邪气在表，不可攻里，恐里虚邪陷，漫无解期矣。表证既明，里证可因而辨也。人身脏腑在内，经络在外，故脏腑为里，经络为表。在表手足各有六经，为十二经，以十二经分阴阳，则六阳属腑，为表，六阴属脏，为里。以十二经分手足，则足经之脉长，而且远，自上及下，遍络四体，故可按之以察周身之病。手经短而且近，皆出入于足经之间，故诊外感者，但言足经不言手经也。然足之六经又以三阳为表三阴为里。而三阳又以太阳为阳中之表，以其脉行于背，背为阳，主表也。阳明为阳中之里，以其脉行于腹，腹为阴，主里也。少阳为半表半里，以其脉行于侧，三阳传遍渐入三阴也，故欲查表证当分足三阳经，而又以太阳一经，包覆肩背周身，内连脏腑肓俞，为诸阳主气，独四通八达之衢，风寒伤人先犯此经。足三阳由足入腹，太阳在肌表之间，而三阴主里，风寒自外入者，未有不由阳经而入阴经也。若径入三阴，即为直中，必连脏矣，故阴经无独见之表证。邪在表必身热，无汗，以邪闭皮毛也。

寒邪客于经络，必身体痛或拘急酸疼，以邪气外束营血，不能流利也。

寒邪在表而头痛有四：足太阳经脉上循头项，故头连脑而痛；阳明经脉上循头面，故头连额而痛；少阳经脉上循发际，故头角作痛；厥阴上巅顶，故头顶作痛。惟太阴少阴无外邪头痛。肾虚头痛属少阴。痰厥头痛属太阴也。

寒邪在表，阳气不伸，故令恶寒，此伤寒恶寒，如伤食恶食也。

邪气在表，脉必浮而紧数，以营气为邪拘束，不能和缓舒徐也。太阳经起目内眦，上巅顶，下挟项脊抵腰膝，外邪干之，必发热而头项强痛，腰脊强或膝胫痛也。阳明经起目上下纲，循面挟鼻行胸腹，故邪在阳明必发热，目疼鼻干，不得眠也。少阳为半表半里之经，绕耳前后，循肩下胁肋，故邪在少阳必寒热往来，耳聋口苦，胸胁痛而呕，以上皆三阳表症，不可攻里，或发表，或微解，或温散，或凉散，或和解，或温中托里，而为不散之散，或补阴助阳，而为云蒸雨化之散。

浮脉属表，理固然也。若寒邪初感之甚者，拘束卫气不能外达，脉必沉而兼紧，但当以发热恶寒，头痛身疼诸表证参合之。血虚火迫动血，脉数浮大，按必索然。阴虚水亏，脉必浮数无力，但当兼涩耳。内火炽盛脉亦浮大，或洪或数为异。关阴格阳，脉亦浮大，按必格指。若此之类，俱非表证，必当以形病气病有无表证参酌之，庶免误治之失。外感寒邪脉大者必病进，以邪气日甚也，然必大而紧数，方为病进。若初病脉小，以后渐大渐缓者，此从阴转阳，又为胃气之脉，病虽危剧，终当解也。病若未减，脉气紧而无力者，靡有愈期也，盖紧者邪气也，力者元气也，紧而无力是邪气有余而元气不足，何以逐邪外出耶？善诊者，必使元气渐充，则脉渐有力，自小渐大，启虚渐充，渐至微、洪、数、滑，此是阳气渐达，而表将自解矣。若日渐无力，而紧数日甚，为亡之兆也。

病必自外入者，方得谓之表证，若由内以及外，便非表证矣，经曰："从内之外者，调其内；从外之内者，治其外；从内之外而盛于外者，先调其内而后治其外。"此内外先后之不可不知也。

伤风中风皆属风邪，不可均作表证。伤风之邪自外而入，表证也，可散之温之而已。中风之病，虽有风邪，实由内伤而入，宜扶本疏邪，乃为正治。更有本无风邪，形证类乎中风者，积损累败致然也，俱不可作表证论。

发热之类，皆似火证，但当分辨表热里热，凡邪在表而发热者，表热里无热也，此因寒邪在表，治宜解散，邪解而外热亦解。在里发热者，热甚而达于外也，此是火证，治宜清凉，里热化而外热亦解。凡此虽分内外，皆可作邪热证论治。若阴虚水亏为骨蒸，为夜热者，此脏虚内热，切不可作邪热例治，惟壮水滋阴则虚热可解。

燥湿二气亦外邪之类，但湿有阴阳，燥亦有阴阳。湿从阴化为寒湿，湿从阳化为湿热。燥从阳化因于火，湿从阴化发于寒，热则伤阴，必连于脏，寒则伤阳，必连于经。此湿燥皆有表里，皆有阴阳，必当细辨别治。经曰"因于湿，首如裹。"又曰："伤于湿者，下先受之。"若冲风冒雨，动作劳苦，汗湿粘衣，皆湿从外入者也。嗜饮酒酪，恣啖生冷，内伤脾胃，泄泻肿胀，呕吐黄疸，皆湿从内出者也。在外在上宜汗解，在内在下宜分利。湿热宜清宜渗，寒湿宜燥宜温。又曰："清气大来，燥之盛也，风木受邪，肝病生焉。"即中风之属，盖燥盛则阴虚，阴虚则血少，血少则或为牵引，或为拘急，或为肌腠风消，或为脏腑干结，此燥从阳化，阴气不足而伤乎内者然也。治当养营滋阴为主。若秋令太过，金气盛而风燥从之，则肺先受病，而燥生也。此伤风之属，由风邪外束，气应皮毛，故身热无汗，干咳喘满，鼻塞声哑，咽干喉燥，此燥自金生，卫气受邪而伤乎表者然也，治以轻扬解散，润肺祛邪为主。

## （四）表里虚实寒热辨

此节辨表里大致不差，学者能于上节详究之，则表里之证，决无误认之虞矣。

## （五）阳虚阴虚辨

阴虚者，肾中真阴虚弱也，《素问·调经论》曰："阴虚生内热。"《灵枢经》曰："五脏主藏精者也，不可伤，伤则失守而阴虚，阴虚则无气，无气则死矣。"按：阴虚则阳盛，证由下而上，虚火上炎，午后子前则发热，寐时则盗汗，多见神瘁肉削，面色苍黑，吐痰白色，连绵不绝，胃逆恶食，食物不化，大便溏泄，遗精白浊等症，脉必细数，或浮而洪大，沉而空虚，久则成瘵而难救，治宜大补真阴，又不可伤伐元气，喜纯甘壮水之品，忌苦寒辛燥之剂，方如人参养荣汤、三因广白汤、六味丸加枸杞、鱼鳔、集灵膏、保阴煎等，如地黄、丹皮、白芍、知母、山茱萸、石斛、天冬、麦冬、苡仁、百合、桑皮、地骨皮、枇杷叶、五味子、酸枣仁之属，佐以生地汁、藕汁、乳汁、童便等。咳嗽则倍用桑皮、枇杷叶；有痰则增贝母；有血则倍用苡仁、百合加阿胶；热盛则倍用地骨皮；食少则用苡仁21～24克，而常以麦冬为主，以滋生化之源，无不奏效。

　　阳虚者，肾中真阳虚也。盖阳虚则阴盛，证由上而下，多见形肥面白，口干咽痛，口舌生疮，甚则失音，涕唾稠粘，手足心热，阳事不举，大便燥，小便赤。发热则由子至巳，盗汗必在寤时，脉右尺多弱，或细无根，或数不论，久则成瘵而难治，法宜大补元阳，又不可伤阴气，喜甘温之品，禁辛散之剂，如八味丸、逍遥散、坎离既济丸及二术、当归、茯苓、茯神、桑皮、桔皮之属皆可选用，参看虚劳条。

## （六）燥病湿病辨

　　周学海曰：六淫之邪亢甚则见火化，郁甚则见湿化，郁极则由湿而转见燥化，何者亢甚则浊气干犯清道，有升无降，故见火化也。郁则津液不得流通而有所聚，聚则见湿矣。积久不能生新则燥化见矣。六气之中皆有正化，惟燥是从转化而生，前人谓燥不为病，非无燥病也，谓无正感于燥之病也，凡转筋、疔疮、阴疽、心腹绞痛皆燥化之极致也，皆从湿寒风热转来，湿之症有筋急口渴（有欲饮，有不欲饮），大便秘结（肺中浊气不降），小便赤涩，燥之症有肢痿，胸满，溏泄，痰坚，咳嗽。

燥湿同形者，燥极似湿，湿极似燥也。《内经》以痿躄为肺热叶焦，以诸痉强直皆属于湿其义最可思矣。故治法有发汗利水，以通津液者；有养阴滋水以祛痰涎者。张石顽云：常有一种燥证反似湿痹，偏身疼烦，手足痿弱无力，脉来细涩而微，此阴血为火热所伤，不能荣养百骸，慎勿误认湿痹而用风药，则火益炽而燥转甚矣。宜甘寒滋润之剂，补养阴血兼连柏以坚之。

燥湿同病者，燥中有湿，湿中有燥，二气同为湿病，不似同形者之互见虚象也。

叶天士曰：水湿本阴也，郁蒸为热，故为湿热。若但有湿而不蒸热，当以治湿之药，而加热药以宣散利导之。湿不化而伤脾，宜脾胃药加热药为是，古人治湿不利小便非其治也，此不易之论。湿邪不论寒热，皆当利小便以去湿，但有寒热之分耳。

陆九芝曰：病机十九条独不言燥，燥之一证有由风来者，则十九条内"诸暴强直，皆属于风"是也。有由湿来者，则十九条内"诸痉项强，皆属于湿"是也。风为阳邪，久必化燥。湿为阴邪，久亦化燥。并且寒亦化燥，热亦化燥，燥必由他病转属，非必有一起即燥之证。《内经》所以不言燥者，正令人于他证中求之，由是证以经文及《伤寒论》各病，则凡六经皆有燥证。喻嘉言所制清燥救肺汤一方。独指肺金而言，断不足以概之，如人病头项强直，项背强几几，脊强而厥，腰似折，腘如结，髀不可屈，则太阳之燥证也；头而动摇，缺盆扭痛，卒口噤，断齿，脚挛急，卧不着席，轻亦口干舌苦，则阳明之燥证也；口眼喎斜，手足牵引，两胁拘急，半身不遂，则少阳之燥证也；又若腹痛，吐利，腹内拘急者，则太阴之燥证；恶寒蹠卧，尻以代踵，脊以代头，俯而不能仰者，则少阴之燥证也；又睾丸上升，宗筋下坠，少腹里急，阴中拘挛，膝胫逆冷者，则厥阴之燥证，燥必血虚而筋急，仲景所言之痉，所以治风用葛根，不独以辛散祛风发汗太过；治湿用瓜蒌茵陈，不独以香燥逐湿，耗竭肝阴，意有在也。风湿之外，凡大筋软短，小筋弛张，以及身体烦疼，骨节掣痛不能转侧等症，多因于寒热之久，亦可在十九条内，属寒属热各证求之。若以言于六经之燥，则惟阳明一条最为重虞。盖以肺固属金，而手足阳明胃大肠正属燥金，为六气之一，而可独指肺金为燥哉。喻嘉言惟不识十九条之皆可以救燥证，故不知十九条之所以无燥证，至补出救燥一层，自有卓见，不可没也。

## （七）气虚多湿血虚有火辨

此条大致不差。陆平一所批尤为扼要。（详见本书附编）

## （八）中道说

此节论医之道，当如是也。

## （九）阴阳常变论

此节论说明晰，确系至理，人生阴阳各半，交抱如太极，朱子曰：气以成形也，阴阳二气相交相抱，而人之魂魄斯凝聚其中，魂魄者，人之元神，在人气中，所以能生，假使阴阳二气不相交抱，则元神散失，不能动而生阳，静而生阴，以从化而资长形骸矣。人之阴阳二气平衡者，乃论其常也。惟人之生也，禀父母之遗传多有偏盛，诚如此书首编所论，人之体质分四种，大别为阴脏阳脏之人，故用药须斟酌，顾及此论其变也。

## （十）认病须真切

此节凡为医者，皆当如是，不可疏忽，故喻嘉言医律之作也。

## （十一）望闻问切论

此节以问为主，望切次之，以闻而不能确断病情，是于医学尚未有深研工夫也，夫神圣工巧，古人谓望而知之之谓神，闻而知之之谓圣，细问病情之谓工，切脉知病之谓巧。王秉衡曰：闻字实有二义，听声也，鼻嗅也。凡人病室五官皆可并用，问答可辨其口气，有痰须询其臭味，榻前虎子触鼻可分其寒热，痈疡脓血，审气即知其重轻，余如鼾息肠鸣矢气之类，皆当以耳闻者，古人但主乎、呼、歌、呻、哭数字固矣，而闻字岂可忽乎哉？笔花陋矣。

## （十二）诊病须知四诊

四诊之法，医者之要件也，此篇亦简明切要，惟须参考近人陆士谔《医学南针》，何小廉《儿科诊断学》，卢之颐之《学古诊则》《四诊扶微》等书，于诊断上详而备，方不至有南辕北辙之虞也。

## （十三）临证视舌

舌苔可以察病，较诊脉尤为精确，惟曩者之书，皆东鳞西爪，且多杜撰，故不可从，近人曹炳章刊行《辨舌指南》，汇古今东西学说，详细确切，学者能精研，一望舌苔即可知病之八九，此余所实验，百不失一者也，此节引王秉衡学说，黄苔亦有寒，此百家皆无是说也，内无蕴热则舌何由黄？无论夹湿夹痰皆有热，此余之所不敢赞同也。

## （十四）黑苔

## （十五）黑苔辨

此两节辨黑苔之寒热，及脾湿亦有黑苔，妇女血瘀亦有黑苔，中宫湿滞亦有黑苔，诚为扼要。详研曹炳章著《辨舌指南》则尤为精切明了。

## （十六）望病须察神气论

此节论病亦甚明晰，惟多袭前人旧说不改，致医学无进境，此我国医学之大病也。辨舌苔总以《辨舌指南》为第一善本，学者当精研之。

**三仁汤**：《温病条辨》方，治暑湿初起不宜用，用古钦室女医曾氏方为妙。

杏仁16克　白蔻仁6克　苡仁6克　滑石18克　竹叶6克　半夏15克　通草6克　厚朴6克

普济丹：查普济丹各方书皆无，只有叶天士普济解痰丹，其是乎？

飞滑石450克　绵茵陈330克　淡黄芩300克　石菖蒲180克　川贝母150克　木通150克　藿香　射干　连

翘 薄荷 白豆蔻各120克（编者按：此方即甘露消毒丹又名普济解毒丹，载《温热经纬》卷五）

**宁上丸**：待考

**调胃承气汤**：《伤寒论》方。

大黄120克 芒硝240克 炙甘草60克

先煎大黄甘草，后纳芒硝，煮令沸，少少温服。

**正气散**：《证治准绳》方，即不换金正气散，治食滞内停，或兼湿邪，或吸秽气，或伤生冷不服水土。

油厚朴4.6克 炒白术1.5克 广陈皮1.5克 炙甘草1克 广藿香1.5克 京半夏4.5克（编者按：查本方原载《太平惠民和剂局方》）

**正气散**：《沈氏尊生方》，治湿郁，即藿香正气散。

厚朴 白术 陈皮 炙草 藿香 半夏 紫苏 白芷 茯苓 桔梗 腹皮（编者按：查本方载《太平惠民和剂局方》）

**达原饮**：《张氏医通》方。

黄芩4.5克（酒洗） 炙草1.5克 白芍2克（酒洗） 厚朴2克（姜制） 草果2克 知母3克（酒洗） 槟榔6克（编者按：查此方系《温疫论》方，《张氏医通》方无厚朴、白芍、草果、甘草，有姜枣）

**小陷胸汤**

黄连 半夏 瓜蒌（编者按：查本方系《伤寒论》

方）

**半夏泻心汤**

半夏　黄芩　干姜　人参　黄连　甘草　大枣（编者按：查本方系《伤寒论》方）

**导赤散**：本方去草加芩名火府丹，加升连丹皮名升麻清胃汤，透化斑疹之良剂。

生地　木通　甘草稍等分　加鲜竹叶（力尤劲）（编者按：查本方系《小儿药证直诀》方）

**犀角地黄汤**

犀角30克　生地54克　丹皮30克　白芍21克（编者按：查本方系《备急千金要方》方）

**王晋三犀角地黄汤**

犀角　生地　连翘　甘草

**加减炙甘草汤**

干地黄　生白芍　麦冬　阿胶　麻仁　炙草　沙参　玉竹　龟板　鸡子黄（编者按：查此方系《温病条辨》加减复脉汤加沙参、玉竹、龟板、鸡子黄）

**大承气汤**：《伤寒论》方。

厚朴　枳实　芒硝　大黄

**复脉汤**：即炙甘草汤

地黄　白芍　炙草　麦冬　阿胶　麻仁　桂枝　姜（编者按：查本方系《伤寒论》方，原方应有人参）

**生脉散**

人参　麦冬　五味子

**六味地黄汤**

地黄　山药　山萸　丹皮　泽泻　茯苓

**理阴煎**：《沈氏尊生》方。

地黄　当归　干姜　炙草　或加桂（编者按：查此方原载《景岳全书·新方八阵》卷五十一方。）

**玉女煎**：张景岳方，温热病去牛膝，换生地去熟地。

生石膏　熟地　麦冬　知母　牛膝

阴血色黄如酱，宜救肾，实不尽然，亦有实火者，不可泥也，参看吴鞠堂《温热串解》。

泻青有三，辨证明晰，诸书所无也。

疟母古方用鳖甲煎丸，以近世实验之，则不效，宜用西法，参看吴鞠堂《温热串解》自知，故不录此方。

**蒋氏夜光丸**（待考）

# （十七）闻声须察阴阳

此节辨闻声之法扼要精切。近人陆士谔著《医学南针》，对于"闻"字，采摭各家，多所发明，录之如后：

"闻"字不能死作听字解，《说文》曰："闻，知闻也。"吾人谈医，原不必远论小学，然因字识义正足以广吾之用，闻字有二义，一是闻声之闻，即俗所谓听也；一是闻气之闻，即俗所谓嗅也。闻声以察盛衰，闻气以验寒热，耳鼻并用，是在智者神而明之也。闻声要诀，诊脉之时，病者时时呻吟者，病必盛也；言迟者风也；声出如从室中言者，中气有湿也；气不相续，言未终止而复言者，此夺气也。仲景所谓郑声，即是指此。衣被不敛，言语骂詈不避亲疏者，神明之出也，自言见鬼者，邪入厥阴也；谵语而人事不知者，邪入心胞也；出言懒怯，先轻后重者，内伤中气也；出言壮厉，先重后轻者，外感邪盛也；攒眉呻吟者，舌头痛也；呻吟不能行起者，腰足痛也；叫喊而以手按心者，中脘痛也；呻吟而不能转身者，腰痛也；摇头而呻，以手扪腮者，唇齿痛也；行迟而呻者，腰脚痛也，诊脉之时，病者时时吁气者，郁结也；纽而呻者，腹痛也；形羸声哑，劳瘵之不治者，咽中有肺花疮也；暴哑者，风痰伏火或暴怒叫喊所致也；久病而声嘶，血败者，不治之症也；坐而气促者，痰火为哮也；久病气促者，危险之候也；中年之人声浊者，痰火也。诊脉之时，病者独言独语，首尾不应者，思虑伤神也；伤寒坏病声哑为狐惑，上唇有疮者，虫食其脏也，下唇有疮者，虫蚀其肛也；气促喘息不足以息者，虚甚也。平人无寒热，短气不足以息者，实也；新病闻呃，非火逆即寒逆也，久病闻呃，胃气欲绝也；大抵气衰言微者为虚，气盛言厉者为实，语言首尾不相顾者为神昏；狂言怒骂者为实热；痰声漉漉者死。新病闻呃者，为火逆，久病闻呃者；为胃绝。声音清亮不异于平时为吉，反之为凶。《难经》曰：肺主声，入肝为呼，呼合乎五音之角也。入心为言，言合乎五音之徵也。入脾为歌，歌合乎五音之宫也。入肾为呻，呻合乎五音之羽也。自人为哭，哭合乎五音之商也。故五脏有病，不难于闻声求之。

闻气要诀，见前望闻问切论，王秉衡曰（略）（编者按：详见附编）

## （十八）问证求病论

问证多以景岳十问为明切，近人何廉臣《儿科诊断学》之问诊纲要，亦精切明著，学者参之。问诊十法：一问寒热，二问其汗，三问头身，四问胸间、五问饮食，六问睡眠，七问饥渴，八问溲便，九问旧病，十问遗传。

## （十九）百病提纲

此节以燥湿二气为百病提纲，无论内伤外感皆主之，兼以化不化为变局，亦察病所当注意者也，即篇首以四种体质论人、论病之理，若以百病皆燥湿及燥湿所化则固矣。余亦未敢赞同也。

## （二十）凡病从六经辨证

此节以病须从六经辨证，实金科玉律也。盖人体分六经，则病皆发现六经症状，按经施治，决无南辕北辙之虞。惟不精研仲景《伤寒》者，则不能辨六经耳，由后世之分门别类医学研究者，皆不能辨六经也。仲景六经，太阳经证，以头痛，脉浮，恶寒，项强，寸尺俱浮为提纲；阳明经以胃家实为提纲；少阳以口苦、咽干、目眩、胁痛、耳聋、寒热往来为提纲；太阳腹满而吐，食不下，自利益甚，时腹自痛，尺寸俱沉细为提纲；少阴以脉细微，但欲寐为提纲；厥阴以消渴，气上撞心，心中疼热，饥不欲食，食则吐蛔，下之利不止为提纲。学者欲以六经辨证，详细无遗，当详考仲景《伤寒》《金匮》，自能辨证无误。

## （二十一）治病法不外阴阳得其平

"亢则害，承乃治。"此《内经》治病之要旨也。有病则阴阳不平，五脏六腑各有阴阳，不平则病，用药治之，不过调其脏腑之阴阳而已，过则有害，凡药皆有偏盛，取其偏盛以治脏腑之偏盛也，《本草》有久服通神明及不老等说，是无稽之谈也。徐洄溪曲而解之，弄巧反拙矣，此我国医学为人所讥者，诸如此类是也，学者当求真理不可泥也。

## （二十二）临证扼要

此节辨治病要法亦为简当，然泛言之则无补医学，学者当于各病机参之，方有心得。

## （二十三）治病法

此节言治病是论其常也，然有标本先后缓急之变，学者不可泥焉。

## （二十四）治外感去其所本无治内伤复其固有说

此节言治外感内伤之两大法门，无如我国医书不能分别立论，以致主祛邪者专就六经言邪，而略于内伤；主补者专就内伤而言，诽驳祛邪者，而略于外感，余每苦之，近人陆士谔《医学南针》三集，专就外感内伤立言，辨别详细，实开我国医学界之曙光，治虚治实方不致背道而驰，学者人人能于此重大问题，分别研讨，则我国医学方有进境，否则徒令人有望洋之叹耳，余精研十载，实尝过此中滋味，每痛恨欲举医籍而焚之，皆因不分别内伤外感及学理只说一面之故，而不详列，致人如堕云里雾中。如头痛有三阳证及厥阴、少阴、血虚、阴虚、阳虚等，而诸书只举三阳或血虚阴虚，挂一漏万之处不少，可恨可叹。脱肛只举气陷，不举肝热及湿热，诸如此类甚多，故研究一二部医书之医，动辄杀人，皆此故也。世人皆以患病合医方有治法，有医者诊病治病之语，实金科玉律之言也。若所患之病不合医所研之书，则百不救一矣，此实我国医学之大病也。

## （二十五）补泻当分缓急有无

此节所言固为重要，当与周澂之《读医随笔》中篇虚实补泻论参观之，惟我国医学有言之非艰，行之维艰之概，即如以此节而论，能辨证无误，用药有权衡，非胸藏万卷，精研有素，绝顶聪明，察及毫芒者，谈何容易，篇中"总之实而误补，固必增邪"，以下至"不可不思也"一节，温补派如薛立斋、张景岳辈，皆借口是说，大肆温补，误尽天下苍生者，几一二百年，实此数语有以误也，则医学虽几句言辞，不慎之，害莫大焉，学写书岂可乱立学说，而不慎乎。

## （二十六）补戒亟授伐戒亟夺

此节言医者不可过也，中病而已，若泥之则犹豫敷衍，岂能起死回生于顷刻哉。

## （二十七）攻剂宜轻补剂宜重论

此节所论是论其变也，若阳明证之急下存阴，三阴证之急下数条，皆起死回生于俄顷，若从攻剂宜轻之论，百不治一矣。温证初愈多伏余邪，伏气温病有如剥蚕抽丝，层出不穷之证。若补剂宜重则增病矣。至药有真假之论，各处皆如是，因其假而誉景岳之方何如？因无真药而废医，更成杀人刽手为愈耶。

## （二十八）阴阳不可偏补论

阴阳不可偏补，此实扼要之言也。夫人身以全体而论，即阴阳二气交抱如太极，阳竭阴竭即死。有一气竭，孤阴孤阳亦不能独存而死，即所谓脱也，以五脏六腑而论，五脏六腑各有阴阳二气，若五脏六腑各脏腑之阴阳不平则病，药不过调脏腑之阴阳使其平而已，阴阳平则病愈。《内经》所谓"亢则害承乃制"即此理也。药有偏盛，以其偏盛调脏腑之阴阳，若无病而服药，脏腑之阴阳反不平而病矣。阴阳如权衡，有一端稍偏即病，故阴阳不可偏补也。《本草》每言久服通神明，或长生不老等，是未思阴阳平衡之理，后人贤如徐灵胎尚为之曲解，是学者所当注意，以今科学昌明之世，此种谬说须革除，俾我国医学不致为世界所诟病，实现代研究医学者之责任也。至如阴阳二气，我国自古倡之，以今科学研之，则反复不得其解，若以无形之气言之则所谓阴阳者，又从何而分之。若以有形言之后贤多以气属阳，血属阴。然以言人身体脏腑则有不可通之处，此所以为西医讥我国气化为无稽之谈也。然以科学之理言之，如空气中含有碳、氧、氢、氮气体，以肉眼观之何曾见乎！未研究新学者，若以空间有气体，及空气中有碳氧及其他气体，彼以肉眼不见，必讥为怪力乱神之说也。西医之讥我气化，亦犹无科学知识者之诮空气中何有碳、氧、氢、氮之类也。余常思之，所谓阳气者，即人身及脏腑所赖以生之真气也，即命火所生，温暖无形之真气也。所谓阴气者，即人身及脏腑所赖以生滋长养之津液也。考古阳微之药如鹿茸、桂、附、姜、椒、硫磺等，皆温热引阳之气药也。阴衰之药如地黄、麦冬、石斛、玉竹、沙参、人参等，皆补阴生津，以溉脏腑之润药也。真阳之气与真阴之津液相平衡则无病，若一稍有不足则身体机能必失常度而为病矣。此余臆度之说也，当否，实不敢期必。

**六味丸**

地黄　山药　山萸　丹皮　泽泻　茯苓

**复脉汤**

炙甘草　地黄　麦冬　人参　桂枝　阿胶　麻仁　生姜　大枣

**建中汤**

芍药　甘草　桂枝　生姜　大枣　饴糖（编者按：

查本方系《伤寒论》小建中汤）

**附子汤**

附子　人参　白术　茯苓　芍药（编者按：查本方系《伤寒论》方）

**四逆汤**

干姜　附子　甘草

**吴茱萸汤**

吴茱萸　人参　生姜　大枣（编者按：查本方系《伤寒论》方）

**白虎汤**

石膏　知母　甘草　粳米

**黄连汤**

黄连　甘草　干姜　人参　桂枝　半夏　大枣

## （二十九）虚实真假辨

此节言甚简，须参观前阴阳虚实寒热表里精研之，则自能辨别无误。

## （三十）读书须识正旨

此节论痢疾发热，实发古人所未发也，诸书皆以痢疾发热不治，不辨表陷格阳孤阳之症，致误人者多矣。余于公元1928年夏，驻军湖北宜都县，本师张副师长耀宇滇鹤庆人，在长阳县军次，恣饮食后饮冷水及水晶凉粉，且渠平清喜饮酒，湿热久蕴，一旦下痢，势甚披猖，而军医蔡某，上海人，医术素工，打针施剂，日耗药资数十元，皆余饬员寅夜往宜昌购买，三日所买之西药共去二百余元，而痢日剧，彼穷于术，遂谓不治，复请该地著名老医何姓父子，以中药施治，彼不辨其湿热太甚，乃听言食桃李西瓜后饮冷水致痢，以为麝可以腐瓜果，命服麝数分，致热势益炽，身发大热，口噤，下屋漏黑水，何姓父子惶极，亦谓不治，将束手待毙矣。张乃寅夜来宜都就诊，余素知其体壮嗜饮，身虽热，口大渴，而脉细小兼沉，痢虽黑如屋漏，尚兼黄赤白之脓血，舌尚润而不枯燥，乃痢后夫变感寒，表邪下陷，湿热壅于胃脘，故口噤不食，汤药亦呕。余立即命购生藕荸荠捣浓汁，俾彼频呷饮，逐渐受而不呕，旋即大渴不止，非时饮茶则渴欲死。余命购大西瓜数枚，使彼恣饮，主方用聂久吾治痢神方加减，内加入葛根9克，大剂与之，是夜即下数十次粪，后微见黄色，表热亦退，食能纳，脉稍静，时天大暑，宜城气候寒暑表升至百零三四度（华氏），好人尤且不耐，何况病热之人，翌日即命移住距城二十里之宋山，山滨河而林木深秀，山顶只九十度之谱，余即购药一二十味，以聂久吾方加减，在山自为配合，大剂与之，归芍银花芩枳等，竟有用至

90克者，三日始纯下黄色，六日后只泻二三次，重用补脾阴，主津之品大剂，二日即愈。后仍以补阴生津之品濡养，间服猪大肠以补其肠，两礼拜即复原如初，相率下山，闻者莫不叹为神奇先后服药耗去八元之谱，张病将愈而军医蔡某复至，谓奉李军长命来山打针，彼言病，痢将愈，尤不能不多打几针方免后患，张气愤急，拳足交加，谓汝代我医治，耗去药资二百余元，每日只呼打针，或谓某种药水又未买得，故不效。即今询王参谋长，始悉汝所开往宜昌购备之药品，无不买焉，而汝反谓未买得，以图卸过，即至病日剧，汝不能疗，固不足责，而汝反言病不治，命我备后事，我不病死，几为汝骇死。无论如何，命蔡某赔出二百余金，并将蔡拘押。余出面解劝，谓非彼术不精，实西医治内科只有此手段耳，始将蔡释放。余曰：幸汝病痢，有此项金钱，可以购西药，若中人之产，即营连排长等患病，岂不束手就毙耶？今用中药先后大剂只八元之谱，且将病治愈。彼耗二百余元，尚不能治愈，中西医之优劣，君其猛省乎？盖张素亦崇新厌旧之人，常与余争执中西医之优劣，故余特尽心力治之，俾彼猛省也，否则崇西医之人先请西医不能治疗者，虽以万金，余亦决不为彼治疗也。同时本军军医处长赵书淹兼野战病院长，素常与余论中西医大为枘凿，彼崇奉西医，大吹法螺，以西医不能治者，中决不能治，中不能治者，西可以治。余既未以医营业，故不与争论，彼同时患痢，自疗日剧，渠同事等代彼多方治疗，亦不稍减，甚至噤口，尔时，余为各营同胞及本地绅商治疗病痢者，不下百人，皆痊愈无一死者。彼因平日与余有中西优劣之争，不便就余诊治，然病剧无法，挽托好友多人请余行功德诊治，余置诸不理，后彼无法，请李军长小炎亲向余说：无论如何消除意见，彼已知罪，何妨诊治。余说：若中医有长处能治西医所不能疗者，何以国家不重中医，而世风日喜新崇洋耶？即如军队何以指定用西医，是足见。西医高出中医万万也。今西医多人皆不能治，而中医更当无法矣。李等诸人多方敦劝，余谢不能，彼无可如何，赴宜昌大医院医治不一星期，则眼闭脚撑矣。实则彼之噤口，乃虚痢也，彼之体质及起病之源，余已详询，非仿陆晋笙用嫩鸡汤先开其胃脘。能受后，再补兼涩填，亦易治之症也。余知西法只知治实，治虚证百不一生，故断其必无救也。后余友张师长绍先责余曰：子以医治人，乃仁术也，闻医有割服之心，子任彼如何呼吁而不理，子亦忍人也哉！余曰：中之庸医有一二杀人，则人言啧啧，而政府因噎废食，竟有废止中医之举，西医动辄杀人，人信其器械之精，手术之工，以为彼杀人实医学不能疗，乃天数也，而置诸不论，举圈若狂。余自幼即入新学，曩者尤当喜新崇洋主观念，公元1917年东渡后，在日本得胃疾，先后由彼国著名大医院诊治，两年入医院十余处，益治益成痼疾，1922年返国。因在东时得浙江友人李君桂中医间代诊治，须往横滨购中药，屡感不便，虽未痊愈，然较西法诊治，稍能进饮食，返国后始潜心专研，自疗而愈。始信我国医学实有神妙莫测之处，然甚芜杂，非比较精研无由得其奥也。张君耀宇以武人崇西法，亦由时髦之心使然，无甚成见也，故余尽心治之，彼愈后必能觉中西之优劣，而部属等，因亦识西法之谬，挽回盲从之念，亦婆心一片也。至赵某精习西医，病入膏肓。虽死，而不知西法之谬，若余为彼治愈，彼不惟不肯平心降气而研中西之长短，反掩饰彼自用某药渐愈，而余时逢其机，欲使人崇其西法也，故余决不诊治，使一班人亦渐知西法谬处，唤醒迷梦，少耗产而牺牲人命，挽此劫运，实具苦心，非余之忍也。嗣后，同胞及本地人等，以为余深恶痛绝于西医，有重症请余诊治，必先痛骂西医之害。余曰：是以过也。西医既成专门科学，亦有善处，如诊断之细心，解剖之详细，注射取捷效，脚气病，霍乱证，历节病，移血养身等法，中医不及也。治外科，重清洁，治病讲卫生，是中医所不及也，中医当效之，以图改良，俾医学有进步，是我国医者之责任也。至如治伤寒、内伤、温热等病，西医实未入门路，不能望我国项背，无如我国盲从，无哲学知识，以惟理之思，意欲废中崇西，余不尽浩叹也。譬之，五谷因多食致病，致朒膈丧身者，比比皆是也。而曰五谷害人，将举五谷而废之，崇西之西餐，岂有是理耶？国人喜新崇洋，未闻有废五谷而尽从西餐之论，今欲举中医废之，岂非有盲从乎？可恨可叹。

## （三十一）读书须看反面

此节教人学医，须不可死于句下，须有悟性。

## （三十二）读书必须隅反

此节亦与上节相同。

## （三十三）读书须融会贯通

此节所言不可"好为指摘，弃瑜录瑕"固是正理，若非学有根底，何能指评前贤，不指摘而为曲辨曲解，致使医无进步，是我国学术不进步，皆守旧曲解所致也。一部《伤寒论》，不能了解之处甚多，而学者莫不推崇仲景，是以不敢指摘，遂使注释益多，而真理益晦之。学者苟有精研独到，前贤确有谬处，无妨指摘，使医学日进，但不可学张景岳辈之创立异说，妄肆雌黄也。

## （三十四）医宜博览论

此节教人博览，盖人世之病，自古及今，千千万万，有出于医理之外，而竟无可如何者。我国历来不讲解剖，而病者死后亦不愿牺牲令人解剖，致有种种怪病无所发明，间有治愈之方，而照施于第二人，则无效者亦多，学者博览以意汇通，较之不识病症易妄施治者，高出万万矣。

## （三十五）医宜变通论

宜变通而活泼泼地，不可株守，不可死于句下，此我国医学之所以易学难精也。

## （三十六）颠倒五行解

五行相生相克之理，出于河图洛书，推而广之，万物莫不皆然。医学中若高谈玄理，及讲隔二隔三之治，遂使医学日晦无补治道，学者将医精研有得，再推进讲医哲学时，以此研究其所以然，亦善，若不了解，即作窃疑，可也。若以为不懂此玄哲之理致人讥医学知识不深，而强为乱说，则医学日退，此我国医学挽近几有不存在。归淘汰之公例者，皆此等学说有以致之也。

## （三十七）五行余义

同上节所说，可以不必务高谈玄邃，而于医道无补，致医学日晦。

## （三十八）养身勿惑修养家言

此节所言甚为明晰，盖修养家，无论佛道与近世之静坐十余种法，同善社之静坐法等，皆外道戕生，余曩者因胃疾体弱惑于此邪说，所谓佛道皆从事专研道家之火炼水炼于身体，尚有多少之补益，火炼即静坐，凝神吸气运入丹田，水炼即以舌抵天堂，候津液满口，颖颖咽下，再行运气之法，由叩齿三十六起，行毕，其法合华佗之五禽，武穆之八段锦，与近世瑞典式体操，运动筋骨身体，无强勉之行为，当有益于身体。惟火炼运入丹田不善，行者多致臌膈之患。佛家之参禅俾心志专一，亦孔子放心主义，惟久行则阴气、阳气不充，必至患病，是易入魔耳。1918年东渡，日本之冈田式藤田式静坐，风靡一时，其门弟子多至数十万，其书昂贵异常，余亦学之，其运气则入丹田，以肺深呼吸，彼冈田、藤田自命可以活一百余岁，强健不死，殊冈田于1919年，年42岁，以消渴病三日即逝，经彼国著名医学博士数十人诊治，皆云无救，谓其肺尖扩大故也，于是冈田之说，信之者少，其书不值一文矣。余常思之，彼日呼吸扩大肺部，人之躯壳不能长大，因肋骨有一定，骨不能长缩故也，肺日长大，不能横长只往下张，故肺尖日大，压迫肝、心、胃，致成消渴病及其他疾。故冈田一病，数日即不起矣。他之各种静坐法，莫不如是，愚者以为初行之有小效而不疑，至身危而不知也，可不慎哉！他如服金石燥烈之品，损身者不知凡几，如秦皇、汉武欲长生而速死，比比皆是也，可不慎哉！

## （三十九）夏不藏精，致病更甚于冬

此节以冬不藏精，推而研及于夏，实细心之处，则不藏精者，若更推之四季皆然也。

## （四十）人身分内外两层上下两截

人身脏腑与躯壳，虽可分为内外，然脉管沟通气血，无所不至，岂可分为内外及上下两截乎？脏腑之上下虽可以横膈膜分为二，然亦各处相通，若从赵君所说，则陷于西医说人身之体用，细分细割；而内外上下相贯，及气血流通之理，反因之不明，至结胸痞证，及气陷或阳气内陷之，故不可强为曲解。

## （四十一）病有预兆

此说甚为有理。凡人将病，先数日必有不快，人自疏忽耳。如烦躁、口渴将病暑，日则眼光如火等，人苟能随拣点，小病则治，必不至卧病，所以上工治未病，亦不过察其预兆也。

## （四十二）偏嗜食物成病

嘈物成疾，其类甚多，医者须详细诊治为要。

## （四十三）病无纯虚论

此节言病证苟细察。非纯虚致病者，则不可蛮补，诚医林扼要之言也。

## （四十四）因病似虚因虚致病论

此节与上节合而参看，则治病不致荒唐矣。

## （四十五）六气当汗不当汗论

外感风寒当发汗，他如风温禁汗，暑门禁汗，系禁发表之汗，虽不可用辛温表药发汗，然用辛凉、甘寒等剂透汗，则病解。温病、疫病，多战汗而解，是病须出汗方能解也。不当汗，非禁不出汗，禁用辛温表药，使出汗也。他如亡血、疮家、阳虚等禁汗，恐汗出而津愈伤，无论透汗亦所当禁也。羌活、紫苏，气味雄烈，麻黄温苦，较羌、苏为上，解释甚为扼要，缘世人不善用麻黄，因辨证不清，致变证蜂起，故畏之如虎。

## （四十六）外感多挟他证

外感挟食，散其邪而食自下，此体强者，固如是也，若虚者，当加入消导药。然轻重之间，须斟酌尽善，免胃汁复伤，致蹈虚虚之戒。

## （四十七）汗吐下法

仲景一部《伤寒论》，皆以汗、吐、下三法解病。张子和善用汗、吐、下法，以起沉疴，然其辨证精切，不善用之，鲜不误事，诚有如陆君所评，治九实一虚之初候则可，治半实半虚之中候亦可，治九虚一实之末候则不可，诚定论也。

## （四十八）驳无病服药有病议药之谬

凡草木金石之药皆有偏盛，以其偏盛调入之阴阳偏盛，使阴阳平则无病。若无病服之，令阴阳不偏盛者，反因而偏盛，即病矣。此论其常也，若有秉赋特别者，又当别论。如夏英公非常服温热大剂，则身僵如死等是例外也。病家不议病，只议药，诚历来之习惯，因病者不知医，而世多庸医，曾见庸医，药不对症而杀人，则群相以此为戒，遂成有病论药之风矣，安得处有明医，治无不效，而挽此颓风哉！

## （四十九）万物各有偏盛论

此节与上节合参，则知《本经》之长生不老等说，为浮辞也。

## （五十）草木各得一太极论

此节发明药性之理。唐容川曰：诸根皆升，诸子皆降，诸花与叶皆散，乃其常也，有不然者，乃其变也。心以治心，筋以治筋，络以治络，皮以治皮，乃其常也；有不然者，乃其变也。色白入肺，色赤入心，色青入肝，色黄入脾，色黑入肾，乃其常也；有不然者，乃其变也。中空者皆能疏气，芒刺者皆能熄风，有芽者皆能透发，多汁者皆能增液，辛甘之味无降，苦咸之味无升，酸涩之味无散，甘淡之味无攻，知此而药之大要得矣。

## （五十一）用药

此节乃徐氏见世人多宗赵养葵《医贯》，故有是论，学者当注意之。

## （五十二）用药论

此节论药之刚柔，发人之所未发，若谓阳先行，阴不及，亦未免一偏之见也。盖人之胃力同时将药化尽，则无论其为阴为阳也，化则周行一身，可以祛病，非阳先化则阴不及，阳先伤人之谓也。不过药之体质不同，其化有迟速，故仲景方论，有先煎后煎之论，则因药有迟速之化，故调制烹煎有法也。

## （五十三）用药之法

## （五十四）用药大要论

此两节学者当精研各家本草，方能透澈其理。

## （五十五）用药先须权衡病人胃气

此节实为扼要。余曩在四川，睹彼乡人士服药，无论表证、里虚证，实证，动辄服一、二大碗，即使药不误，而胃力亦不能化，何能治病？此节实为病家下一针砭，诸书所未说也。仲景方药皆有水若干，煎至若干，是有一定之研究，何后世乃盲然不知耶？又有无论何病，医者辄令其禁食禁口，深为可笑矣。余在军中，暑月作战，前进退却，有时经乡村，仅人烟一、二户，遇同胞及士兵等暑热证，令其服冷水而愈者，实不可数，暑疟、暑痢等令服西瓜而愈，亦指不胜屈；津液枯槁者，无论男妇，令其服肉汤。今之医者动辄令禁食禁口，一何可笑！

## （五十六）用药忌夹杂

用药忌夹杂，诚医家最要之事也，然以古今名医能免此咎者，实罕睹也。如防风通圣散，清暑益气汤，双解散等，何常不然。盖因《本草》无化学试验之故，将来以科学方法研之，或有进境，方能免此患，否则徒托空言，即陆君恐亦不能自免也。

## （五十七）病轻药重能令增病说

病轻药重，所谓诛伐太过。而病重药轻，所谓不及。其能合中庸者，乃医家之高手也，否则，以数十人同研一样之书籍，而治病有愈，有不愈者，皆因辨证不明，不轻即重故也，能恰适合者，岂易言哉!岂易言哉!

## （五十八）用性相忌物治病

此即五行相克之理，以有形之物治之，而推之于无形，以喜、怒、哀、乐、思治病，不劳药石，古今医案如此之类不少，此我国医学之所以超西医之处，而不识者，谓为空言，呜呼!岂空言哉!

## （五十九）水升火降说

## （六十）水火本无二气

此乃务谈玄理之处，存其意可也。

## （六十一）精血不足须补脾胃化源

脾胃为后天，凡精血皆饮食入胃化生，精血以养生。若徒讲阴阳二气，不讲脾胃，则精血何由充足，此李东垣《脾胃论》所以为后人称为王道之法也，天士《景岳发挥》，论之详矣。学者须参之。此节可以驳张景岳重用熟地、当归之邪说。

## （六十二）调理药清养峻补各有所宜

为医之事，当如是也。若此而不能辨，何研究医学焉？然世之医者，能辨之用药得当者，十难寻一，此我国医学为世诟病！而竟有废止之论，皆为此也。

## （六十三）补剂宜审气体之宜

此书首篇已载，体质之不同，不独补剂为然，凡病莫不皆然也。

## （六十四）补剂之害

徐氏所论，切中病者医者之情弊。缘近人多好酒色，及不善保养，自戕其身，故病者心中自问，莫不自以为虚，而医者将以虚之邪说进也。近人陈邦贤著《医学史》谓越人多柔脆而好酒色虚其身，张景岳每以熟地得效，时人号曰"张熟地"，非病危莫敢延请等语，可见张景岳之邪说得以畅行，彼实研究社会心理学、群众心理学迎合其意，而创立邪说畅行全国，误尽苍生者数百年，非无因也。若近人能如上古浑朴之世，彼纵口若悬河，恐亦无一人愿也。历来医者如叶香岩、王海宁、陈修园辈，虽力辟之而其说仍未绝迹者，皆不研究其所以行之故，若能洞彻此理，思有以辟之，则其说不攻自破矣。

## （六十五）热补之害

老人阴亏十居八九，而喜服热药者，缘酒色之心未退，兼多足冷畏寒，是以喜服热药，服而得小效，遂竞相传道，以老人阳气虚，非热药不可，岂知阴虚阳亢，徐氏所谓千年之木，往往自焚，缘阴尽也。历代医家多创小儿纯阳说，未见创老人纯阳亢说，学者能如徐氏灵胎。以阴虚阳亢告诫用药臻至妙，则此风或可稍戢矣。

## （六十六）药验论

此节所论药验有三则，医者病者不可不知也。无如世人多不知之，医者于第三验，有朝凉暮热之消，病者不知，日更数医，多致不救甚矣，为医之难也。故余为人诊治，若稍不知心性，纵如何哀求，友朋如何劝，余皆漠然不动，盖常受上项所言之过，病家不知病有起色，反听某医言某药又不宜，某药又太过，病家反惑，后医治不如法而死，反卸过，谓余前药之误，故后不知心性，不信仰余者，余决不为彼诊治，人皆谓余心忍，而不知余实有不得已之苦衷也，书此不尽感叹。

## （六十七）方不在多贵加减得法论

此节所论极是，执成方以治万病者，得不误事？医学贵适中，用药贵恰当，古今明医皆用古方，而不泥古方，所以能起死回生，故为医者全在转方精妙耳。然学者千人能如是者有几人哉？薛氏医案，即薛生白医案，然恐系后人伪托。陆君平一所按语确切，盖近人研医急求速效，多于本草不精研探讨之故。

## （六十八）古人随证立方非立方待病

此节所言，引例确切，医学来源，方之来源，皆因病而生，有病始发药，对病用药遂成方，非先立以待，有是病也，用药有精义者，始名之曰方，非随手乱开数味药，而谓之曰方也。景岳八阵，黄氏八种等，其方杂乱无理是随手捡几味药耳，岂可谓之曰方！若是而谓之曰方，则古今医人所诊治用药之单，皆可谓方，以数千间屋恐不能储其书也。

## （六十九）古今治法无异同论

古今治法无异同论，以普通而论也。即以世界医学论，其理亦同，其治法亦同，不过用药有异也。惟古今病情则有异，不能谓昔所无之病，今亦无之，古所不用之药，今不用之。故贤者当精研病理药性，随时发明，俾医学日进也。泥古多执一偏之论，是中医多为世诟病之一大原因，学者当如叶、王、吴诸人，独辟蚕丛以发明之，则医学方有进境也。

## （七十）用古法可化裁

用古法须化裁乃医家切要之事也。否则因人、因时、因地、因药、因病泥古不化则多束手无策矣。然非精研有得，岂能贸然讲化裁哉。

## （七十一）拘方治病，病必殆

此节须与上三节参观之。

## （七十二）古方不可妄用

古方有不可妄用者甚多，徐灵胎《慎疾刍言》，言甚详，《吴医汇讲》亦详言之，如《千金》《外台》等方，若不善选择而妄用之，鲜不杀人，即如仲景《金匮》方，亦有不可妄用者，学者慎之。

## （七十三）用经验方亦有不善

此节所论极是，如苏东坡之誉"圣散子"致贻毒于天下，且中医书籍，有时不顾人性命，只图自己大吹法螺，方下多用不论阴阳虚实等字句，害人不浅，学者慎之。人有阴脏阳脏及四种体质。同一感冒也，而用药有差别，岂可用一验方而治万人哉！

## （七十四）单方当审证所宜

单方多乡野经验之方，即哲学中之惟理也，彼辈以为此而治愈，转而施之他人无不愈者，殊知因时、因地、因人有不可用者，世人喜其药简而便，故杀人如麻，余见之多矣。

## （七十五）单方之害

单方之害，较景岳一派害人尤甚，因各处医药甚贵，偏僻之地又无医药，喜简恶繁，乃人之性，故有疾，亲故莫不相竟传某单方有效，曾治愈某人，更不论其体质之虚、实，病之寒、热、表、里，以致杀人如麻。1930年夏有友人之戚刘某妇病吐血，其人年五十余，其病系胃脘之血，因寒吐出，甘草干姜汤病也，其病剧时，请余往诊，余见其捣青蒿成汁，不知何用，以为有别用也，彼时疏忽未问，归后思之，恐其乱服，乃使人往问，若系以作单方服之，切不可入口，殊彼已服半杯矣。急停服，翌日病危几殆。余重用甘草干姜，复以四物理中合汤，大剂服之，病始有起色。益气补血温中行瘀半月方愈。后询之，彼云：往次曾吐血用此而愈，故今次仍照用也。世人之死守呆法，喜用单方，可笑孰甚，若欲免除此病，须于医药及社会状况等，研究设法杜止，否则有病用单方居十之八九，请医服药者甚鲜也。实因请医服药，动辄数元数十元，以中下等家庭，人口众多，每月请医服药之资。尚不足，何能生活，是单方盛行之原因。余足迹遍各省，所亲阅历亲见者也。

## （七十六）丹方不可轻服

口授丹方，多金石烈药，较单方为害尤巨，且不可轻听其功效妄服，慎之。

## （七十七）方药等分解

此节等分之辨，诚各论不刊，余常思之，若果如朱应皆君所言，则古人何不言分量，随人酌用，否则空而不书，何必言等分，是等分中亦须有研究也。

## （七十八）书方宜人共识说

书方宜人共识，此说固然，无如各地药名不同，若只以俗名共知者书之，则各处自为风气，不数十载，则本草无人识矣。余以为须书本草之名，俗名及通俗用者，不妨解释于旁为是，至不可潦草一节，为医者切宜注意，否则人命攸关，生死反掌，盖学医者多不通之辈，字书不清，拣药者多无识文，正写多识不清，遑论草字。余于1925年居筑，曾见某友请时医何某诊治，何书方极潦草，甚有自己尚认不清楚之时，药房更认不清，而药房只图卖药，何顾人之生死，何某写桔梗二字太潦草，似桂枝二字。余在彼闻桂枝气，谓其病决不可服桂枝，彼以方示余，余见系降肺之药，细视之方，系桔梗二字，然彼已服两次，病遂狂谵，余用大剂清营降肺而愈。友将与医及药房起诉讼，余劝阻之，时医不学字，不能多识几字，何能写清，故为医者书方不可不慎也。至灯草几根，生姜几片等，作者谓片有厚薄，根有长短，诚然，无如药房不备，病家自办，医者不能代庖，是不得不书几片几根也，此无可如何之事，勿过吹毛求疵也。

## （七十九）伪病名论

此节此言无关重要，病名不同，实因地、因人、因风俗有不得不然也。国家既无规定，又不注意统一，何能一致？即以现时翻译东西洋名词而论，亦千差万别。若国家政治上轨道，凡百事设专科，讲求规定，方能一致也。鞠通所言，未免拘执矣。

## （八十）灸难妄用

针灸乃医学正宗，因后失传，故动关生死，仲景始有汤液之作，世人所当注意者也，不可妄信而针灸至不可救。近世西洋之注射，非于西医精研，手法灵敏者，亦不可轻针，余见误而身肿、身死者不少，无如世人梦梦，纵死不悔，可叹孰甚！

## （八十一）论治病宜用药不宜用方

用药治病，非以方治病也，然于医学，非有深造何能用药？于本草非有精研，何能辨别？用药以治病者，如叶天士，王士雄辈是也。学者能精研药理，深求本草之功用宜忌，方能以药治病也。呜呼！岂易言哉！岂易言哉！

公元1930年6月5日聘贤识

鲟溪医论研究卷一终

# 孳溪医论选中编卷一

# 总论门

## 论人身体气实分四种 陆晋笙

《礼记·月令》："中央土，其虫倮。"注曰："人为倮虫之长。"《素问·五常政大（论）篇》："倮虫静。"注曰："人及虾蟆之类。"盖湿热生虫，人亦湿热所生矣。湿也，水也，阴液也，不类而类。热也，火也，阳气也，不类而类。湿热体气，面色深黄光润，唇色红紫不燥，舌质红，涎多，苔厚腻黄，或罩深黑色，大便时溏时结，色深黄气臭，小便黄，其据也。若湿从热化，偏于燥热，面色干苍有光，唇色红紫而燥，舌质红，扪之糙，涎少，苔深黄而薄，大便燥，色深黄气臭，小便短赤，其据也。若热从湿化，偏于寒湿，面色㿠白或晦黄，唇色淡白或淡黑，舌质淡，涎多，苔薄润，或罩淡黑色，大便溏，色淡黄气腥，小便清长，其据也。若燥热而阴损及阳，寒湿而阳损及阴，则成寒燥，面色萎白发干，唇色淡白而枯，舌质淡，扪之涩，涎少，苔白薄不润，大便干，色淡气不臭，小便清而少，其据也。故人必燥湿得中而为润，寒热得中而为温，斯能无病。愚谓医家必须先辨此四种体气，何哉？以嗽、疟、泻、痢、风、劳、臌、膈等之为病，痛、痹、汗、吐、痉、晕、狂、谵等之为证，只能察病邪所在属何脏何腑，为血为气，是经是络，而不能别寒热燥湿以其尽能致病耳！或曰：天有五气，人身应之，子独遗风，何邪？曰：风即气也，寒气、热气、燥气、湿气，言四者而风包于中。风所以称百病长者，非谓风邪之独剧，谓诸邪尽化气而乘，故曰：人在风中，犹鱼在水中。又曰：人在气交之中耳。或曰：如子言，虚实可不分乎？曰：有阴虚阳虚辨诸篇，接载本书，姑勿论。即就上列四者言之，亦有可辨。湿热者，水火相等，平则无病，太过偏胜则病，实证也。燥热者，阳气有余，阴液不足，偏于阴虚也。寒湿者，阴液有余，阳气不足，偏于阳虚也。寒燥者，阴液阳气两虚也。或曰：如子言，不且混湿即阴液，热即阳气乎？曰：是犹守律之兵，倏为肆掠之匪，视其所为以变易，初非二物。我故曰：不类而类也。或曰：如子言，表里何以分乎？曰：表邪必有发热、恶寒、头痛见症，本无寒热而忽寒热，本不头痛而忽头痛，与内伤之时愈时发素有是病者异，知为外感。而欲知所感何邪，则仍于上四者辨之。天人相应，气自感召，体寒者易感寒，体热者易感热，体燥者易感燥，体湿者易感湿，内外本相因也。或曰：然则何以病症错杂，有寒包火，暑包寒，上热下寒，外燥内湿，肾寒肝热，木燥土湿者乎？曰：此其变也。仆举其常，先能知其常，乃能知其变。错杂为病，于上列四端，亦必错杂互见，仍可于不符合者推详之。不然，如四物汤、乌梅丸等之温凉并用，清燥汤、虎潜丸等之燥润并用，余岂不知也哉。此非寒湿混用、润燥混用者所得借口。譬之寒热燥湿，犹四方也，上列四端，犹四隅也，孰多孰少，犹路之或近或远也。仆惟指点大道而已。大道之歧，复有小道，则在人之就证详求也。热以治寒，寒以治热，偏寒偏热，归之于温；润以治燥，燥以治湿，偏燥偏湿，归之于润，病自愈也。使四者而有一者造乎其极，病即休矣。

## 诊病须察阴脏阳脏平脏论　　　　程芝田

凡人阴脏，阳脏，平脏，天生如是。如素系阴脏，一切饮食必喜热物，偶食生冷，腹中即觉凝滞不爽；大便一日一度，决不坚燥，甚则稀溏，食难消化。若系阳脏，一切饮食，必喜寒冷，偶食辛热之物，口中便觉干燥，甚则口疮、咽痛；大便数日一次，必然坚硬，甚则燥结，临症先当询问。阳脏所感之病，阳者居多；阴脏所感之病，阴者居多，不独杂病，伤寒亦然。《医宗金鉴》治伤寒法，以寒化热化分理，因阳脏者多热化，阴脏者多寒化也。故阳脏患伤寒，温表之剂不可过用，凉攻之剂不妨重用。阴脏患伤寒，温表之药不妨重投，凉攻之方不宜过剂。阳脏者，阴必虚，阴虚者多火；阴脏者，阳必虚，阳虚者多寒故也。《内经》云：阳虚者阴必凑之，阴虚者阳必凑之，此之谓也。至于平脏之人，或寒饮，或热食，俱不妨事。即大便一日一度，不坚不溏。若患病，若系热者，不宜过凉；寒者不宜过热。至用补剂，亦当阴阳平补，若过热则伤阴，过寒则伤阳，最宜细心斟酌。此诊病用药第一要紧关头，于此体会，虽不中不远矣。

## 阴阳虚实寒热辨 　　　　　　　　　石芾南

其人烦而动，身热口渴，揭去衣被，扬手掷足，脉象沉实有力，舌苔黄厚，阳也、热也、实也。其人倦而静，无热不渴，欲得衣被，或身重足冷，踡卧恶寒，好向壁卧，闭目不欲见光明，懒与人言，脉象软濡无力，舌苔白色，阴也、寒也、虚也。然则阴、阳、虚、实、寒、热，不皆即外可知其内乎？

## 表里虚实寒热辨 　　　　　　　　　江笔花

凡人之病，不外乎阴阳，而阴阳之分，总不离乎表里、虚实、寒热，六字尽之。夫里为阴，表为阳；虚为阴，实为阳；寒为阴，热为阳。良医之救人，不过能辨此阴阳而已；庸医之杀人，不过错认此阴阳而已。假如发热恶寒，鼻塞咳嗽，头痛脉浮，舌无苔，口不渴，此病之在表者也。如或潮热恶热，口燥舌黄，腹痛便涩，脉沉，此病之在里者也。假如气短体弱，多汗惊悸，手按心腹，四肢畏冷，脉来无力，此病之本虚者也。若病中无汗，或狂躁不卧，腹胀拒按，脉实有力，此病之又实者也。假如唇舌俱白，口不渴，喜饮热汤，鼻流清涕，小便清，大便溏，手足冷，脉迟，此病之犯寒者也。若舌赤目红，口渴喜冷，烦躁，溺短便秘，或唇燥舌干，此病之患热者也。凡此皆阴阳之分也。至于邪盛正衰，阴虚火亢等，则又阴中之阳，阳中之阴，其间毫厘千里，命在反掌，辨之者安得而不慎！

## 阳虚阴虚辨　　　　　　　　　王汉皋

阳虚阴虚，望闻可知。其人面色淡白晦暗，瞬视怠缓，唇淡或白，呼吸迟弱，举止懒散，声音涩暗，精神颓靡，此等人病，多是阳虚，凡药宜助阳，忌滋阴补水。其人面色红赤光明，顾盼有力，唇红或紫，呼吸有力，举止急速，声音响亮急速，精神爽快，此等人病，多是阴虚，凡药宜养阴，忌补气补火。

## 燥病湿病辨　　　　　　　　　　石芾南

燥病，或肌肤刺痛，手不可扪；或项背强痛，甚则筋挛发痉，手足牵引，口噤头摇，面黑毛焦，唇反眼戴，舌卷囊缩，又有肠拘似块，伛偻难伸，及骨痿、偏枯等症。凡物干则必缩，干则必硬，干则必动，干则必痿，理固然也。在人亦然。湿病，则头目昏重，肢体困重，酸痛嗜卧，懒动，甚则神智昏沉，如痴如醉。凡物渍则必重，渍则必软，渍必混浊而不清明，理固然也，在人亦然。

## 气虚多湿血虚有火辨　　　　　阙　名

凡肥人，面白肌白，每气虚多湿，有痰属湿痰；瘦人，面苍，肌黄赤，每血虚有火，有痰属燥痰。

陆平一曰：家君常谓不论何病，先察体质。如木火体质，其虚也必液少，必血亏，其病也必为燥为热；如水土体质，其虚也，必阳衰，必气弱，其病也，必为湿为寒。试举一咳嗽病以为例，外感者，木火体质多风温，水土体质多风寒；内伤者，木火体质多肝火刑金，水土体质多胃湿袭肺。何以病邪因人而异？则《易经》水流湿火就燥之理也。咳症如此，他症皆如此，今登前六篇于卷首，医者其知所辨别乎？

## 中 道 说 周省吾

中之为道，无所不涵，无所不彻，推之医理，尤不可忽。盖万病由于乖戾，用药惟以调和，益其不足，损其有余，温凉攻补，必归于中而后可。夫中者，不偏不倚，无过不及之谓也。故中无定体，随时而在。一病有一中，不可偏向。一病而今日如此为中，明日如彼为中，慎勿固执。且同一病，而此则如此为中，彼则如此而又非中，无穷活变，故中者如权之称物，如镜之取火，少越焉太过矣，少退焉不及矣，总在当机之顺应也。医之中道，非不寒不热，不补不泻之谓。合病即是中，合病而毫无偏倚，毫无过不及即是至中。是以补如参、地，泻如硝、黄，热如姜、附，寒如膏、连，散如麻、桂，毒如虻、蛭，合宜而用，何一非大中之药乎？是在平时穷理精而辨证明，则临病自生变化，能统万理于一原，自能通一心于万事也。尝怪前贤往哲，代不乏人，其聪明才辨之资，纵横反复，蹈奇入险，固皆医林之杰也，然而适中者，寡矣。书曰：允执厥中。子曰：中庸不可能也。医虽小道，何独不然！

## 阴阳常变论 周省吾

阴阳者，一气所分，宜平宜合，忌偏忌离，或为对恃，或为流行，有会处，有分处，本相生，亦相克，天地万物，无一可以去之，其理之精微，实非易言者也。考之医籍，或谓阴易亏而阳易亢，务以益阴为先；或谓阴主杀而阳主生，必以扶阳为重。若此之类，各有至理而均非定论，何也？以未分常与变耳。试以四时昼夜核之，春夏为阳，秋冬为阴，两分焉而毫弗参差；夜则为阴，昼则为阳，总计焉而毫无多寡，此阴阳之常也。以天地旱潦论之，时或亢旱，即阳盛阴虚之候，必有待于甘霖；时或久阴，即阳衰阴盛之征，是以俟于皎日，此各执其说者，亦有至理也。以人之病言之，火灼液涸，非清凉无以救其燎原，既不可专以阳为重；气脱神霾，非温热无以消其阴翳，亦不可独以阴为先，非偏执之见均非定论乎？考之先儒，语其大纲，一动一静，互为其根，是为流行；分阴分阳，两仪立焉，则为定位，言其体用，天以阳生万物，以阴成万物，惟两故化合而后成遂也。以阳为用则专阴，以阴为用则专阳，随时变易，迭相为用也。阳不能独立，必得阴而后立，故阳以阴为基；阴不能自见，必得阳而后见，故阴以阳为唱。阴阳相生也，体用相须也，是以阳去则阴竭，阴尽则阳灭。顾阴之为道，利于从阳，不利于抗阳；阳之为性，宜于潜藏，不宜于发泄。若夫阳主进而阴主退，阳主息而阴主消，进而患者其气强，退而消者其气弱。阳刚温厚，居东南，主春夏，而以作长为事；阴柔严凝，居西北，主秋冬，而以敛藏为事。作长为生，敛藏为杀，似乎以阳为重，及观天不地不生，夫不妇不成，又谓元不生于元而生于贞，盖天地之化，不翕聚则不能发散，故不贞则无以为元，而非生生不穷之道也，是又不能以阴为轻。先儒之说，固未尝偏轻偏重也。故阴阳得其正，则平如权衡，阴阳失其和，则反如冰炭。自其变者而观之，阳主乎热；阴主乎寒，不可混而为一；自其不变者而观之，阴气流行即为阳，阳气凝聚即为阴，岂可分而为二，且阴阳互藏其宅，故伤其阳即及其阴，伤其阴亦即及其阳，阴阳消长无穷，故阳之退，便是阴之生；阴之退，便是阳之生。《内经》亦曰：阴阳之道，如环无端是也。如曰阳能生阴，阴则不能生阳，岂理也耶？且果谷草木有生之于春，而成于秋者，亦有生于秋而成于春者，惟孤阳不生，独阴则不长耳。要之，论其常，则毫厘不可轻重，论其变，则刚柔大有悬殊，所以寒极则冻而死，暑极则热而毙，过则主乎杀也。晴明物亦荣，雨露物亦茂，和则主乎生也，惟今人之体，偏胜者多，在乎临证者，于向来偏执之说，毋诋其短，善用其长可也，阴阳之理，非一言可以尽之也。

## 认病须真切 孙庆增

看病认不真切，则静坐思之，总于望、闻、问、切四者中，搜求病机，必有得心之处。胸中了了，用药方灵，若终于疑惑，而勉强投方，窃恐误人性命也。

## 望闻问切论 江笔花

望者，看形色也；闻者，听声音也；问者，访病情也；切者，诊六脉也，四事本不可缺一，而唯望与问为最要，何也？盖闻声一道，不过审其音之低响，以定虚实；嗽之闷爽，以定升降，其他则无可闻也。切脉一道，不过辨其浮沉，以定表里；迟数以定寒热；强弱以定虚实，其他则胸中了了，指下难明，且时大时小，忽浮忽沉，六脉亦难定准，故医家谓据脉定证，是欺人之论也。惟细问情由，则先知病之来历，细问近状，则又知病之浅深。而望其部位之色，望其唇舌之色，望其大小便之色，病情已得八九矣。而再切其脉，合诸所问所望，果相符否，稍有疑义，则默思其故，两两相形，虚、实、寒、热、表、里六者相形，其中自有把握之处，即可定断。慎斯术也以往，其无所失矣。

## 诊病须知四诊 李冠仙

诊病之法，无过于望、闻、问、切，所谓四诊也。此四字无人不知，果得其法，病无不治，而医多差误者，口能言之，而心不能得，手不能应也。其中奥妙，本难尽言，然初学诊病，果能得其大略，临症留心，久之纯熟，自然触手成春。第一曰"望"，望者，望其色也。凡人五官应乎五脏，目为肝窍，鼻为肺窍，耳为肾窍，口为脾窍，心开窍于舌，又心寄窍于耳，病在何官，即可知其在何脏矣。又五色配乎五脏，白属肺，赤属心，黑属肾，青属肝，黄属脾，面现于色，又可推及五脏矣。面部多属阳明，左颧属肝，右颧属肺，色有不当现而现者，可推而知脏腑之受克于何脏矣。凡此变化，言不能穷，而总以五行之生克推之，自然有得。昔鹊见齐侯，一望而知病在腠理，又五日而知病在血脉，又五日而知病在肠胃，又五日而知其病皆在髓，精于望矣。今人虽不敢希古神医，而气色之现于面者，未尝不可望而知也。可见者除二便外，舌尤紧要，《伤寒舌鉴》三十六舌，不尽可信。《医通》加至一百二十舌，大半以苔之裂纹为辨，似精详而实多造作。予以为看舌之道，先看其有苔无苔，舌赤无苔，阴亏已极；两旁有苔，中心无苔，有似红沟，亦属阴亏；薄薄苔痕，平人之舌；若苔厚则胃有停滞；白则夹寒；黄则夹热；板则邪滞未化；腐则邪滞渐化；苔如米粉，邪滞甚重。在时邪门，虽白而干，可以用下，然又必观其堆积之松紧，紧则为实，松又为虚，有用补而退者。舌苔焦色，属热所致；苔之全黑，火极似水，非下不可；然必审其燥与润，燥生芒刺，热重无疑，若淡黑而润，绝不烦渴，反属火不归原，急宜桂附回阳，稍进寒凉，则必殒命，此看舌之重在苔也。至于舌乃心之苗，脾脉连舌本，肾脉夹舌本，肝脉绕舌本，舌本红属阴虚内热；舌尖红属心火；舌本红肿，或破碎疼痛，属心脾积热；舌强属痰热；舌卷属肝气欲绝；舌不能言，属肾气不至，此类由脏而发者居多，全在乎望之详审，则望舌不诚要哉！第二曰"闻"，诊病可闻而知者较少，然不可不辨也。外感声多壮厉，内伤声多怯弱；闻呼吸而辨其调否，闻鼻息而辨其利否；床帐内有病气，知其邪之深，床帐内无病气，知其邪之浅；语言外错，恐其邪之伏，语言清白，恐仅内之伤；哼声不止，恐疼痛之难禁；急惰懒言；恐形神之交惫，此皆闻之不可忽者也。第三曰"问"，尤不可不细，问其寒热与否，问其有汗与否，问其头疼身痛与否，问其大解闭否，问其大解之或燥、或稀、或溏，并问解出之热否、臭否；问其小溲之利否、多否、少否，问其溲色之或白、或黄、或赤，并问溲出之热否、臭否、清否、浊否；问其夜尚能寐否；问其饮下之甘否、饥否、吐否；问其胸胃之闷否；问腹之痛否，痛而拒按属实，轻则消导，重则攻下；虽痛喜按属虚，或宜温通，甚宜温补；问其口中干渴否，渴欲饮否，饮欲热否，饮欲冷否，邪热作渴，必然欲饮，阴虚内热，饮不欲冷；问其有汗与否，汗出退热否，邪从汗解，得汗热退，或退不净，再汗即净；阴虚发热，虽汗不解，屡发其汗而转甚，此非问不得而知也。而更有不得不问者，问其人向有旧疾否，或向有肝气，或向有血症，发散之药，性属辛温太过，则肝气因之而发；消导之药，性多香燥，太过则吐红便血之恙，因之而发。外感未去，内伤加增，医者何以处此？况病情甚多，凡有旧疾，必先细细问明，用药兼顾，早为监制，问而知之谓之工，不诚然乎！第四曰"切"，亦四诊中之最要者。学者须将二十七脉，细细推敲；濒湖脉诀，熟熟记诵；诸名家论症必论脉，多多考验。临症时，心平气静，先以中指按定关脉，掌后高骨，谓之"关"也；乃齐下前后二指，是为三部脉，前指按关前，寸部也；后指按关后，尺部也。先浮按，次中按，次重按，每部各浮中沉三诊，合为九候，毋庸以二十七脉来寻病脉，而病人自然现出何脉，大抵浮、沉、迟、数，其象易明；洪、微、弦、滑，亦尚可晓，其余脉象，初学不易推求，然久熟贯串，自能领会，虽仲景先师谓心中了了，指下难明，正要人细心领会耳。不然，脉之不知，何能诊病耶？至于何脉主何病，有独见者，有兼见者，有三、四见者，如伤寒脉必浮而兼紧；伤风脉必浮而兼缓；风寒化热，脉必浮而兼数；由热生痰，脉必数而兼滑。又如肝病脉必弦，有热必兼数，犯胃生痰，必弦数而兼滑，凡病可从此类推。至于独大独小，独数独弦。更可以寻病之所在，或脉本六阳，阴必先亏，或脉本六阴，阳先不足，用药另有斟酌。病虽变化无穷，总不外乎五脏六腑，三部九候，果能无差，自能按经施治。余论虽言大略，而学者从此入门，加以功夫考校，何患医道之不明哉。

## 临症视舌 　　　　　　　　　　　陆定圃

临症视舌，最为可凭，然未可执一。《正义》云：凡见黑舌，问其曾食酸、甜、咸物，则能染成黑色，非因病而生也。然染成之黑，必润而不燥，刮之即退为异。又惟虚寒，舌润能染，若实热舌苔干燥，何能染及耶！凡临症欲视病人舌苔燥润，禁饮汤水，饮后则难辨矣。《重庆堂随笔》云：淡舌白苔，亦有热证；黄厚满苔，亦有寒证；舌绛无津，亦有痰证，当以脉、症、便、溺参勘。又白苔，食橄榄及酸物即黑，食枇杷即黄。又如灯下看黄苔，每成白色，然则舌虽可凭，而亦未尽可凭，非细心审察，亦难免于误治矣。

陆平一曰：临症以视舌为要。虚实验诸舌形大小，舌苔有无；寒热验诸舌质之色浅深；津液验诸舌液润燥；食滞验诸厚苔；痰饮验诸舌涎腻滑；有火验诸芒刺红点；病在何脏何腑，验诸舌色，此其大略也。篇中所云淡舌白苔热证者，血热而少，不能华色，其舌液必涩少；所云黄厚满苔寒证者，黄色必淡，舌涩必多；所云舌绛无津痰证者，伏痰热结于内，其舌根必腻，仍有可辨。

## 黑　苔　　　　　　　　　　陆定圃

黑舌苔，有寒热之分，辨别不精，死生立判。汪苓友谓舌苔虽黑，必冷滑无苔刺，斯为阴证无疑，诚扼要之言也。注谓黑苔干刺为二症，一为阳明热结，阴津立亡，法主大黄芒硝，急夺其阳，以救其阴，阴回则津回；一为少阴中寒，真阳霾没，不能熏腾津液，以致干燥起刺，法主附子炮姜，急驱其阴，以回其阳，阳回则津回。据此则黑苔冷滑者，必无阳证；而黑苔干刺者，有阳证复有阴证矣。临症者，可不慎欤！

## 黑 苔 辨　　　　　　　　　　叶子雨

苔黑有阴阳虚实之不同，寒热燥湿之各异。章虚谷谓：润而不燥，或无苔如烟煤者，为肾水来乘心火，其阳虚极矣，若黑而燥裂者，火极变水，色如焚木成炭而黑也，有因食酸味而黑者，尤当问之。王孟英谓：虚寒证虽见黑苔，其舌色必润而不紫赤。更有阴虚而黑者，苔不甚燥，口不甚渴，其舌甚赤，或舌心虽黑，而无苔垢，舌本枯而不甚赤，证虽烦渴便闭，腹无满痛，神不甚昏，俱宜壮水滋阴。若黑苔望之虽燥而生刺，但渴不多饮，或不渴，其边或有白苔，其舌本淡而润者，又属假热，治宜温补。其舌心并无黑苔，而舌根有黑苔而燥者，热在下焦也，宜下之。若舌本无苔，惟尖黑燥，为心火自焚不治。二说颇为明达，然有未尽之义，其虚寒证，舌见黑苔，其本多淡红，或红嫩；热证舌黑，其本多深赤，然舌黑之因，非虚寒实热、伏痰挟血而已。夫脾为太阴湿土，水流湿，故脾家见证，每每舌现黑苔。如舌苔黑滑者，多属湿饮伤脾，宜宣中和脾逐饮；如白苔而带灰黑，更兼粘腻浮滑者，此太阴在经之湿邪，是从雨雾中得之，宜解肌渗湿；如白苔带黑点，或苔见黑纹而粘腻者，亦属太阴气分之湿，宜行湿和脾；如黄中带黑，而浮滑粘腻者，是太阴湿热内结，宜利湿清热；凡口粘淡而苔黑者，皆当从太阴脾湿治，不可泥肾气凌心，水来克火也。

陆平一曰：医家于黑苔，每仅知水来克火，火极似水两证，不知为湿气所泛，如潮地之蒸霉。此证极多，以致轻病误作重病，用热用寒，俱有所害，苟以芬香逐秽法治之，无不愈者，选登此篇，以告医士。

# 望病须察神气论 石芾南

陆平一节录

经曰："望而知之谓之神。"既称曰神，必以我之神，会彼之神。夫人之神气，栖于二目，历乎百体。察其清浊，以辨燥湿；察其动静，以辨阴阳；察其有无，以决死生，如是而望始备。人之神气，在有意无意间，流露最真，医者清心凝神，一会即觉，不宜过泥，泥则反觉疑似，难于捉摸，此以神会神之妙理也。试以色论。经谓五色，内应五脏：青属肝木，红属心火，黄属脾土，白属肺金，黑属肾水，此道其常也，而病则有变。总之，不论何色，均要有神气。神气者，有光有体是也。光者，外面明朗；体者，里面润泽。光无形，主阳主气；体有象，主阴主血。气血无乖阴阳不争，而光体俱备。经云：如以缟裹。盖平人五脏既和，其色禀胃气，而出于皮毛之间。胃气色黄，皮毛色白，精气内含，宝光外发，既不浮露，又不混蒙，盖有神气者，有胃气者也。经又云：青如草兹，黄如枳实，黑如炲，赤如衃血，白如枯骨者死，此气血俱亡，无光无体，神气已去者矣。经又云：青如翠羽，亦如鸡冠，黄如蟹腹，白如豕膏，黑如乌羽者生。此气血虽病、神气未伤，有光有体，内含而外露者也。观《内经》论色，分平、病、死三等，虽未明言神气？而神气已寓于其中矣。夫天地不外燥湿，病亦不外燥湿，色亦不外燥湿。燥属天气，色多有光而浮；湿属地气，色多有体而晦。风燥寒燥，由外搏束，主收敛，收敛则急，面色多绷急而光洁。燥搏津液痰饮，外溢于面，色多红润而浮；夹湿多红润而晦。燥邪化热，色多干红，苗窍干涩，多烦渴，甚则变枯而青黑，枯而青黑，则真阴亏极，而色无光体矣。寒湿内生，色必滞暗，变黄变黑，皆沉晦不明。湿兼风，色润而浮，多自汗。湿与暑合，与热合，或湿土郁蒸温邪，三者皆由口鼻吸入三焦，主蒸散，蒸散则缓，面色多松缓而垢晦，甚者浊邪由内蒸而外溢，如油腻烟熏者然。若由湿化燥，则又晦而且干，晦而干则湿邪未去，真阴又亏，色由无光而无体矣。其部位何如？曰：经谓心热病，额先赤青黑色，主有暴病；肺热病，鼻先赤，鼻色青者，主腹痛；微黑者，有水气；鼻准黄者，小便难，白者为气虚，鲜红有留饮。又为肺热病，右颊先赤；肝热病，左颊先赤；肾热病，颏先赤，又主膀胱热结，小便不通。肝病者，目眦青，赤主热；白睛黄，主黄疸，目眦黄，为病欲愈。又谓心病者，颧赤；肾病者，颧与颜黑黄；赤色出两颧，大如拇指，主卒死。又谓色多青则痛，色黑则痹，黄赤则热，多白则寒，五色皆见，则为寒热。经言部位之脏腑以及五色辨病之说，学者不可不知。望色之后，须审形窍。头为诸阳之会，因于湿，首如裹，目如蒙，痰饮上干于头，则眩晕呕吐痰水；血燥风动，亦眩晕头痒，头偏疼。又肾水虚燥，阴不潜阳，气逆上行，经所谓头痛巅疾，下虚上实是也。又肝胆燥热，木旺风生，耳目无血以养，经所谓狗蒙招尤，目瞑耳聋，下实上虚是也。又头重视深，天柱骨倒，元气已败，此头无神气也。肝开窍于目。燥病则目光炯炯，湿病则目多昏蒙，燥甚则目无泪而干涩，湿甚则目珠黄而眦烂，或眼胞肿，如卧蚕。阳明腑实，则谵语妄有所见；热入血室，血耗阴伤，昼日明了，夜则低声自语，如见鬼状。开目见人，病属阳，闭目不欲见人，病属阴。脱阳者见鬼，脱阴者目盲，脱阴脱阳者病危。目有眵有泪，精彩内含者，为有神气；无眵无泪，白珠色蓝，乌珠色滞，精采内夺及浮光外露者，皆为无神气。凡病目能识人者轻，睛昏不识人及目直视歪视，目小目瞪，目睛正圆，戴眼反折，眼胞陷下，为神气已去，多不治。其直视、歪视、上视，目睛微定，移时稍动者，有因痰闭使然，又不可作不治论。肺开窍于鼻。燥病鼻多干涩，湿病鼻多润泽。鼻流清涕多风寒，鼻流浊涕多热。鼻孔燥如烟煤，为阳毒热极，鼻孔冷滑而黑，为阴毒冷极。痰饮壅遏肺气，则呼吸有声，肺肾虚脱，则出入气微，或喘急抬肩，鼻孔掀张，气微与掀张，则神气由此散矣。肾开窍于耳，心寄窍于耳，胆上络于耳。暴病耳聋、耳肿、耳痛、耳旁红，属少阳风热燥邪，或肝胆热挟湿浊上壅。久病耳聋，属气虚，属精脱，若耳焦枯，受尘垢，属肾水亏极，此亦内无精液，而外无神气者也。脾开窍于口。口苦属燥热，口甜属湿热，唇口赤肿而干者，热极；青黑而润者，寒极；焦而红者可治，焦而黑者难治。淡白为气虚，淡白不泽为液少，唇青而反，环口黧黑，唇舌颤振不止，口如鱼口，气出不返者死，为其神气已去故也。心开窍于舌，脾之大络系于舌本，肝肾脉亦通舌本。凡木舌、重舌、舌衄，属心经燥热。舌菌、舌垫，舌肿大塞口，属脾经湿热，挟心火上壅。舌本强硬，为热兼痰，若舌卷短，痿软枯小，则肝肾阴涸，而舌因无神气矣。舌之有苔，犹地之有苔，地之苔，湿气上泛而成，舌之苔，脾胃津液上潮而生，故平人舌中常有浮白苔一层，或浮黄苔一层；夏月湿土司令，苔每较厚而微黄，但不满不板滞，其脾胃湿气素重者，往往终年有白厚苔，或舌中灰黄。至有病时，脾胃津液，为邪所郁，或因泻痢，脾胃气陷，舌反无苔，或比平昔较薄。其胃肾津液不足者，舌多赤而无苔，或舌中有红路一条，或舌尖舌边多红点，此平人舌苔之大较也。若夫有病，则舌必现苔，病藏于中，苔显于外，医家把握，首赖乎此，是不可以不辨。风寒为寒燥之邪，风温为温燥之邪。风寒初起在表，风温首伤肺经气分，故舌多无苔，即有黄白苔，亦薄而滑。渐次传里，与胃腑糟粕相为搏结，苔方由薄而厚，由白而黄，而黑，而燥，其象皆板滞不宣，迨下后苔始化腐，腐者，宣松而不板实之象。由腐而退，渐生浮薄新苔一层，乃为病邪解尽。其有初起，白苔即燥如白砂者，此温燥之邪过重，宜速下之，佐以甘凉救液，亦有苔至黑而不燥者，或黄黑苔中，有一、二条白者，或舌前虽燥，舌根苔白厚者，皆挟湿挟痰饮之象。亦有苔虽黄黑，消薄而无地质者，胃阴虚故也。苔有地质与无地质，此虚实之一大关也。湿为浊邪，兼证最多。风湿伤表，苔多滑白不厚；寒湿伤里，苔多腻白而厚。暑温、湿温、温疫、温热，皆湿土郁蒸之气，冬温因阳不潜藏，亦湿土郁蒸之余气，数者皆从口鼻吸入肺胃膜原，由里而发。春温，为冬伤于寒，寒郁久而化热，寒燥之气，又能搏束津液，而水饮伏于膜原，与热混合，亦由里而发。暑湿晚发，名曰伏暑，因夏伤暑湿，伏于膜原，秋日凉燥之气又从外搏，遏在内之暑湿，此由表邪引动里邪而发，暑湿疟疾，亦多由此。按六气之邪，有贼邪时邪伏邪之分，如风寒卒感，谓之贼邪，贼邪尖颖，随感随发，风温、温热、暑温、湿温、温疫、冬温等证，皆吸受时行之气，如春受风阳化热之气，夏受湿土郁蒸之气，谓之时邪，时邪虽伏而后发，但不能久藏。春温伏暑，谓之伏邪，如经所谓"冬伤于寒，春必病温"，"夏伤于暑，秋成痎疟"之类，皆逾时而发。或曰：寒暑之邪，何以伏而后发？曰：伏邪者，正邪也。寒为冬令之常气，暑为夏令之常气，常气感人，由渐而入，人多不觉；若伏邪夹湿，初起舌上白苔，即厚而不薄，腻而不滑，或粗如积粉，或色兼淡黄，迨传胃化火，与糟粕相搏，方由白而黄、而黑、而燥，其暑温湿温之邪，多黄白混合，似黄似白，或黄腻，或灰黄，而皆不燥，此等舌苔，即有下证，或大便不通不爽，宜缓下之，以舌苔不燥，肠中必无燥粪，不宜猛下，此燥邪、湿邪，燥湿混合之邪，其舌苔大较若是。更引申之，燥热伤肺津也，宜轻清泄热，如桔梗、牛蒡、桑叶、蒌皮之类，辛润轻清以解燥热，佐以山栀皮、连翘壳之微苦微燥，以燥属金，微苦胜之。苔白而底绛，湿遏热伏也，主辛淡轻清，泄湿透热，不使湿邪遏热为要，如三仁汤蔻仁易蔻皮，稍佐滑石、淡竹叶、芦根之类，以清化之。初病舌苔白燥而薄，为胃肾阴亏，其神不昏者，宜稍用小生地、元参、麦冬等以救阴，重用银花、知母、芦根、竹叶等味以化邪，尤须加辛润以透达。若神即昏者，加以开闭，如普济丹、宁上丸之类，迟则内闭外脱，不治。苔白燥而厚者，调胃承气汤下之，佐以清滑养阴之品，如鲜生地、元参、梨汁、芦根之类，若苔白腻不燥，自觉闷极，属脾湿重，宜加减正气散、三仁汤之类，去苡仁、芦根、滑石，加醒头草、神曲，辛淡开化，芳香逐秽。胀大不能出口，属脾湿胃热郁极，毒延于口，前法加生大黄汁利之。苔白厚粘腻，口甜吐浊涎沫，为脾瘅，乃脾胃湿热气聚，与谷气相搏，满则上溢，亦宜加减正气散，加醒头草、神曲。苔如碱色，或白苔夹一二条黄色，乃宿滞夹秽浊之邪，前法加宣中消滞药，否恐结闭，不能透出膜原。白苔厚如积粉，四边舌肉紫绛，乃湿土郁蒸之温邪，发为温疫，仿达原饮、三仁汤加减透邪，以防传陷。苔白不燥，或黄白相兼，或灰白不渴，慎不可投苦泄清下，此湿郁未达，或素多痰饮，虽中脘痞痛，亦不可攻，宜用开化，如杏、蔻、枳、桔、陈皮、茯苓、通草之类。舌苔黄浊，胸隔按痛，或自痛，或痞胀，此湿热混合，宜苦降辛通，如蒌贝温胆、小陷胸、半夏泻心、黄芩滑石汤之类。然黄要有地质之黄，乃可用苦辛重剂，若消黄光滑，乃无形湿热，已现虚象，宜蒌、贝、栀、翘之类，微辛微苦，轻轻开化，大忌苦辛重剂，苔老黄、灰黄如沉香色，而有地质，不滑而涩，或中断纹，或中心厚痞，此邪已传里，与宿滞相结，脘腹必满必痛，皆当下之，若未见此样舌苔，恐湿聚太阴为满，寒热湿错杂为痛，或湿阻气机为胀，仍当从辛淡温法开化。若苔黄薄而干，与前白薄而干者同治。热邪传营，舌色必绛而无苔其有绛中兼黄白苔者，及似苔非苔者，此气分郁遏之热铄津，非血分也，宜用前辛润达邪，轻清泄热法，最忌苦寒冰伏，阴柔滋腻，致气分之邪，遏伏内陷，反成纯绛无苔，其有不因冰伏而纯绛鲜泽神昏者，乃邪传包络，宜犀角、鲜地黄、郁金、鲜石菖蒲、竹沥、姜汗等味，清化之中，佐辛润开闭。若其人平素多痰，外热一陷，里络就闭，须兼用宁上、普济丸丹之类，迟恐闭极痉厥。舌绛，望之若干，扪之有津，此平昔津亏，湿热熏蒸浊痰，蒙闭心包，宜轻清泄热，佐宁上丸开之。舌色紫暗，扪之湿，乃其人胸膈中素有宿瘀，与热相搏，宜鲜地黄、犀角、丹皮、丹参、赤芍、郁金、花粉、桃仁、藕汁等味，凉血化瘀，否则瘀热为伍，阻遏机窍，遂变如狂发狂之证。舌紫而肿大，乃酒毒冲心，前法加大黄汁利之。舌绛欲伸而抵齿难伸者，此痰阻舌窍，肝风内动，宜于清化剂中，加竹沥、姜汁、胆星、川贝等味，以化痰热，切勿滋腻，遏伏火邪。舌绛而燥，邪火伤营也。宜犀角鲜地黄汤，其有因寒凉阴柔遏伏者，往往愈清愈燥，愈滋愈干，又宜甘平甘润，佐以辛润透邪，其津乃回。舌绛有碎点黄白者，欲生疳也。舌与满口生白衣如霉苔，或生糜点，谓之口糜，因其人胃肾阴虚，中无砥柱，湿热用事，混合蒸腾，证属难治，酌用导赤、犀角地黄之类救之。舌生大红点者，热毒乘心也，导赤犀角加黄连金汁治之，或稍加生大黄汁利之。舌心绛干，乃胃热上铄心营，宜清心胃。舌尖干绛，乃心火上炎，宜导赤以泻其腑。舌绛而光亮，绛而不鲜，甚至干晦枯萎，或淡而无色，如猪腰样者，此胃肝肾阴涸极，而舌无神气者也，急宜加减炙甘草汤加沙参、玉竹、鸡子黄、生龟板等味，甘平濡润以救之。黑为肾色，苔黑燥而厚，此肠胃邪结，伤及肾阴，急宜大承气咸苦下之。若黑燥而不甚厚，调胃承气微和之，或增液承气垫下之。若舌淡黑，如淡墨色而津不满者，此肾虚无根之火上炎，急用复脉、生脉、六味辈救之。舌苔灰黑，青暗而滑润者，及舌虽无苔不噪而有如烟煤隐隐者，无热不渴，或见肢凉，此虚寒证，水来克火之象，急宜理阴煎之类温之。若舌短缩，为肝肾气竭，难治。看舌之后，又须验齿。齿为骨之余，龈为胃之络，燥热最铄胃津，并铄肾液，初起光燥如石者，热铄肾阴也。若无汗恶寒，乃寒燥之气，搏束卫分所致，宜辛凉透汗，勿用滋腻。初病齿流清血，痛者为胃火冲激，不痛者为龙火内铄，分虚实治之。齿焦而有垢者，胃热铄肾阴也，当微下之。无下证者，宜玉女煎，清胃救肾。齿上半润下半燥者，乃水不上承，心火无济。宜清心滋水，枯处转润乃安。胃肾二经之血，上走齿龈，病深动血，结瓣于上，阻血色紫如干漆，阴血黄如酱豆瓣，阳血滋胃为主，阴血救肾为要。然见豆瓣色者，多险，盖阴下竭，阳上厥也。齿垢如灰糕样者，乃胃气无权，湿浊用事，多死。齿无垢者，死。齿如枯骨者，死。肾液涸而色不荣，而齿因无神气矣。咬牙有实有虚：咬牙龈者，为湿热化风；但咬牙者，或痰热阻络，或胃腑热极，气走其络，皆欲作痉之象。或咬牙而脉证皆衰，或在下后，此胃虚无谷气以自荣，虚则喜实故也，速宜滋益胃阴。若下后牙关紧闭，为胃气绝，不治。其有初病，舌本不缩而硬，牙关咬定而不开者，此痰热阻窍，先用乌梅擦之使开，酸能生津，又酸属木，木来泄土，故擦之即开。再进清热化痰潜肝之剂。肾开窍于二阴，前阴利水，后阴利谷，燥病汤多清黄，湿病溺多混浊，湿热温邪，溺多混黄混赤，此外如有病湿而溺不混浊者，在外感，为邪郁气分，气不行水，以致湿热流而不行；在内伤，为气虚不能传化。若论大便，燥邪多硬，湿邪多溏，燥搏气机，不能化水，又多窘迫下利。伤寒化燥伤阴，下之宜猛；湿邪胶粘重浊，粪如败酱，下之宜轻。若春温、温疫、温热内有燥粪者，又当急下阳明，以存津液。伤寒大便溏，为邪已尽；若协热下利及下利稀水，色纯青者，又当速下存津，不可误认为邪已尽。湿邪大便溏，为邪未尽，必屎燥乃为无湿。若大便尘腐散薄，完谷不化而无气味，或如屋漏水者，此属败象，不可误认为邪未尽。总之，经权常变，不可执一，互证旁参，乃有心得。形窍望后，当审胸腹脏腑位。胸中为肺之府，膻中心之府，正在心下，有膈膜，旁有胁肋，为肝胆之分野，此数者皆清气津液往来之所，其有胸痞者，湿阻气机也；胸痛者，水结气分也，或肺气壅遏也；正在心下，以及胁肋痛者，乃湿热痰饮蓄水，与气搏结使然，非渣滓也。胃为中土，西学云：胃横居膈下偏左，脘大向左，尾小向右。胃上口名曰贲门，其纹密，故食物易入而难出，非呕吐不开。胃下口名曰幽门，下达小肠。小肠周回叠积，下抵小腹，小肠下口，横接大肠。大肠分上、中、下三回，回长尺许。上回与小肠横接，名曰阑门，其口如唇，渣滓可入不可出。上回由右胯内旁倒行而上，中回横过胃底，下回至脾下，从左软胁斜落，下达广肠，以至魄门。魄门即肛门，与肺气贯通。肝居膈下胃上，左右两大叶，左小右大，右大，故稍偏膈肉右方，经故曰：肝生于左，不曰肝藏于左。凡肝有病，最为要害，肝叶撑张则胀，肝热血燥，经络凝滞不通，下部回血壅胀，即有水血溢于夹膜之里，渐渍渐深，终成臌胀，肚大筋青不治。夫青筋，非筋也，血络也。青者，血燥而结也，此证多由怒郁伤肝所致，盖肝郁则热，热则燥，燥则血不流通而结，血结则不独血滞于中，即水饮亦无由吸摄，不能循其常道，下输膀胱，故臌胀多水。医者见水行水，不审水由肝血燥结所致，所以不效。胆系肝右叶内，胆汁所以润肝而利肠也。肝性易燥，每取润于胆汁。凡人食后，小肠饱满，肠头上逼胆囊，胆汁渍入肠内，利传渣滓。胆有热则上呕苦涎，热迫下行，则下泄青汁。胆受惊，亦泄青汁。肠有寒，渣滓不结，胆汁无所用事，亦致泻青。胆络凝滞，胆汁入血，又多生黄病，肝胆经脉，由胁肋下抵小腹，绕阴器，故少腹属厥阴经，肝经凝滞，则经脉结痛成疝。肝经血燥，则抽搐，燥甚则引舌与卵，故舌卷卵缩。脾附于胃，脐以上，是其部位，其质甚软，可小可大，其用在集聚往来之血，为动脉宽闲之地，经故曰：脾统血。脾为胃行其津液，经故曰：脾为之使。人有疟疾，恶寒战栗，血脉不行于外，即缩于内，无所归藏，则聚于脾，聚于脾则脾胀大，脾胀大故人脘胁胀闷，迨疟止血行，其胀自消；久久不已，脾不输精，水与血结，成为疟母，再久则湿去疟止，血燥成块，结于左肋，在体质壮者，人参鳖甲煎丸，取血肉飞走诸灵，通和血络。若湿未去而疟未止者，取蒋氏夜光丸，通络燥湿。然此皆利于实而不指于虚，吾乡又多痞块，亦生左肋下，世宗越人肥气之说，后人又妄制五积丸药，一派消削攻下，多致人于死。不知五积与疟母之推移不动者，皆由血络燥结所致，血燥而至于结块，则营气不得行于其间，故按之坚硬不痛。治法皆以润为主，或温润，或清润，视其人之寒热用之，再佐咸润以软之，辛润以通之，有湿者，佐苦辛以化之，自无不效之理。又脾络燥结，即有血水渗泄于下，臌胀之源，间发于此。此由思虑伤脾所致，思则气结，气结则血亦结，结则血水不循常道，而臌成焉。蛊胀总不外肝脾二经，血络燥结所致。臌胀末路，肌肉消瘦，皮肤干黑，青络暴露，皆燥象也，非有目所共睹者哉！肾居脊骨第十四节陷中，从上数下，在十四节，从下数上在第七节。经曰：七节之傍，中有小心是也，与津液总管相通。经故曰：肾藏精。三焦经在右肾傍，化水而通水道，经故曰：肾主水。肾开窍于二阴，肾与天枢穴通，故曰：当脐属少阴经。膀胱在前阴交骨之里，有精溺两管，内底有两小窍，斜与肾通。按：男子精溺管至前阴，会而为一，女子分而为二，此阳奇阴偶之义也。经曰：膀胱者，州都之官，津液藏焉，气化则能出矣。夫所谓津液者，浑括之词，为汗、为溺、为精、为液，皆三焦之气化也。脏腑部位，体用如此，知此可察病所在矣。有诸内必形诸外，病之著于外者，另载燥病湿病辨、阴阳虚实寒热辨两篇于前，而犹不止此。盖人身之所守，莫重于五脏，而身之所主，尤莫重于一心，心也者，神气之所由生者也，顾不重哉！试以燥湿言之。燥属天气，天气为清邪，清邪不昏人神志，故风燥、寒燥、暑燥初起，令人心知所苦，如头痛、寒热，皆自知之，惟邪来迅速，直传心包者，乃有内闭神昏之候，或邪传胃腑，与浊滞相合，又令谵语神昏。湿属地气，地气为浊邪，浊邪最昏人神智，往往病初起，即令人神气异常，昏糊烦躁，不知所苦，间有神清而能自主者，梦寐亦多不安，闭目即有所见，有所见即谵妄之根源。又有病初起时。神智慌惶，目光外浮，反自云无病，病深时犹能行走，而身体强直，此真阴涸极，病陷于中，神浮于外，最重最深者也，多属不治。然此就心之一脏言之也，试再言五脏。经曰：五脏者，身之强也；头者，精明之府，头倾视深，精神将夺矣；背者，胸中之府，背曲肩随，府将坏矣；腰者，肾之府，转摇不能，肾将惫矣；膝者，筋之府，屈伸不能，行则偻俯，筋将惫矣；骨者，髓之府，不能久立，行则振掉，骨将惫矣。得强者生，失强者死。又曰：手太阴气绝，则皮毛焦。太阴者，行气温于皮毛者也，气不荣则皮毛焦，皮毛焦则津液去皮节，津液去皮节，则爪枯毛折，毛折者，毛先死、丙笃丁死，火胜金也。手少阴气绝，则脉不通，脉不通则血不流，血不流则毛色不泽，故其面黑如漆柴者，血先死，壬笃癸死，水胜火也。足太阴气绝，则脉不荣肌肉。唇舌者，肌肉之本也，脉不荣则肌肉软，肌肉软则舌痿，人中满，人中满则唇反，唇反者，肉先死，甲笃乙死，木胜土也。足少阴气绝，则骨枯。少阴者，冬脉也，伏行而濡骨髓者也。骨不濡，则肉不著，骨肉不相亲，则肉软却，肉软却则齿长而垢，发无泽，发无泽者骨先死，戊笃己死，土胜水也。足厥阴气绝，则筋绝。厥阴者，肝脉也，肝者，筋之合也，筋聚于阴器，而脉络于舌本，脉不荣则筋急，筋急则引舌与卵，故唇青舌卷卵缩，则筋先死，庚笃辛死，金胜木也。五阴气俱绝，则目系转，转则目运，目运者，志先死，志先死则远一日半死矣。六阳气俱绝，则阴与阳离，离则腠理发泄，绝汗乃出，故旦占夕死，夕占旦死。又曰：太阳之脉，其终也，戴眼、反折、瘛疭，其色白，绝汗乃出，出则死矣。少阳终者，耳聋、百节皆纵，目环绝系，绝系，一日半死，色先青，白乃死矣。阳明终者，口目动作，善惊妄言，色黄，其上下经盛不仁则终矣。少阴终者，面黑，齿长而垢，腹胀闭，上下不通而终矣。太阴终者，腹胀闭，不得息，善呕，呕则逆，逆则面赤，不逆则下不通，不通则面黑，皮毛焦而终矣。厥阴终者，中热，嗌干，善溺，心烦，甚则舌卷卵缩而终矣。又曰：大骨枯槁，大肉陷下，胸中气满，喘息不便，其气动形，六月死；真脏脉现，乃与之期日。凡若此者，皆阴液绝于内而神气夺于外者也。其论少阴太阴上下不通两条，乃邪实正虚，正不胜邪，阴液涸绝之故。故经又有"五实死、五虚死"之说，曰：脉盛，皮热，腹胀，前后不通，闷瞀，此谓五实。脉细，皮寒，气少，泄利前后，饮食不入，此谓五虚。浆粥入胃，泄注止，则虚者活；身汗，得后利，则实者活，是虚者以脾肾为主，实者以表里得解，邪有出路为主，此诊外感内伤之大法也。别有急邪乘虚，卒中身内，五脏绝闭，脉道不通，气不往来，譬于堕溺，不可为期，此不可责之于望也，外此皆可望而知之也。故曰：望而知之谓之神。

## 闻声须察阴阳论 石芾南

陆平一节录

五音：宫属土，商属金，角属木，徵属火，羽属水。肝在音为角，在声为呼；心在音为徵，在声为笑；脾在音为宫，在声为歌；肺在音为商，在声为哭；肾在音为羽，在声为呻，此五音之应五脏也。若病，则有不尽者，独是五音不外阴阳，阴阳不外燥湿。燥邪干湿，声多厉仄或干哕，或咳声不扬，或咳则牵痛，或干咳连声，或太息气短；化火则多言，甚则谵狂，其声似破似哑，听之有干涩不利之象。湿邪重浊，声必低平，壅塞不宣，如从瓮中作声者然，或默默懒言，或昏昏倦怠，或多嗽多痰，或痰在喉中，漉漉有声，或水停心下，汩汩有声，或多噫气，周身酸痛，沉重难展；化火则上蒸心肺，神志模糊，呢喃自语，或昏沉迷睡，一派皆重浊不清之象，流露于呼吸之间。他如出言壮厉，先轻后重者，外感也。出言懒怯，先重后轻者，内伤也。妄见妄言为谵语，无稽狂叫为妄言，实也。又有神虚谵语，虚烦似狂二症，当以脉证舌苔参之，断不可认以为实。若语不接续为郑声，无人始言为独语，此属虚多。又有言而微，终日乃复言者，此夺气也。衣被不敛，言语善恶不避亲疏者，此神明之乱也，二者皆属危候。又有痰壅肺络，咳声不扬，金实无声也。劳瘵声哑，金破无声也。腹形充大，鼓之板实者，实也。腹皮绷急，鼓之鼕鼕者，虚也。然则燥、湿、表、里、虚、实，不皆可闻而之乎？而犹不止此，声出于肺，而根于肾，其有无还，声如鸦声者，乃肺肾将绝，金水不交，声音不能发自丹田，亦不能还至丹田，故声直而无回音耳。然亦有痰闭肺窍使然者，又当以辛润清润，开痰利窍，不可竟作不治论。至喘促一证，尤当辨认，肺为气之统，肾为气之根，肺主出气，肾主纳气，阴阳相交，呼吸乃和。若出纳升降失常，斯喘作焉。实喘责在肺，虚喘责在肾。实喘者，胸满声粗，气长而有余；虚喘者，呼长吸短，息促而不足。实喘者，出气不爽；虚喘者，入气有音。实喘有水邪射肺，有痰饮遏肺，有六气之邪干肺，上焦气壅，治宜疏利。虚喘为肾不纳气，孤阳无根，治宜固摄。虚实分途，阴阳异治，然则闻声之道，顾不重哉！经故曰：闻而知之谓之圣。

## 问法要略　　　　　　　　　　钱彦曜

临病问便，慎之至也。问得病何日，受病何从，为新为久，已服何药，饮食多少，情怀劳逸，日夜起居，寤寐若何，有无痰嗽、呕、嗳、胀、闷、汗、渴、烦、悸等情，头、目、耳、鼻、口、喉、胸、胁、腰、背、腹、膝、足酸痒肿痛否，手掌冷热，喜恶寒热，大便干结溏薄，小溲清长短亦如何，曾患何疾，疮伤、中毒、瘀血等旧病，曾服何药而剧，何药而愈，平素所嗜何味何物，或嗜酒嗜茶，或肥甘，或水果，或长斋，或房室，问妇女月水多少，前期后期色浅深，有孕果动否，不可略也。

## 问证求病论　　　　　　　　　　石芾南

病，藏于中者也，证，形于外者也。工于问者，非徒问其证，殆欲即其证见，以求其病因耳，法当先问其人之平昔，有无宿疾，有无恚怒忧思，饮食喜淡喜浓、喜燥喜润，嗜茶嗜酒，大便为燥为溏。妇人问其有无胎产，月事先期后期，有无胀痛，再问其病初起何因，前见何证，后变何证，恶寒恶热，孰重孰轻，有汗无汗，汗多汗少，汗起何处，汗止何处，口淡口苦，渴与不渴，思不思饮，饮多饮少，喜热喜冷，喜热饮不皆属寒，尝有郁遏不通者，亦喜热饮，以热则流通故也。思食不思食，能食不能食，食多食少，化速化迟，胸心胁腹，有无胀痛，二便通涩，大便为燥为溏，小便为清为浊，色黄色淡，种种详诘，就其见证，审其病因，方得轩岐治病求本之旨，岂徒见痰治痰，见血治血而已哉！

## 百病提纲论　　　　　　　　　　石芾南

陆平一节录

人禀天地之气以生，即感天地之气以病，亦必法天地之气以治。天地之气，阴阳之气也，亦即燥湿之气也。天气主燥，地气主湿，火就燥，水流湿，燥湿为先天之体，水火为后天之用，水火即燥湿所变，而燥湿又因寒热而化也。水气寒，火气热，寒搏则燥生，热铄则燥成，热蒸则湿动，寒郁则湿凝，是寒热皆能化为燥湿也。或曰：燥湿二气，何以寒热皆能化乎？曰：阳之精为日，日为真火，真阳之下，真阴承之，所以天之燥气下降，必含阴气以降，燥热为本，寒燥为变也。阴之精为月，月为真水，水应月而生于地。地之阳气即天之阳气，阴随乎阳，所以地之湿气上升，必借阳气乃升，寒湿为本，湿热为变也。天地只此阴阳二气，而阴阳二气，又是一气，特随升降而变焉耳。夫燥湿二气，各主一岁之半，冬至阳气潜藏于地，地得阳气，而湿暗动，故水泉动，交春东风解冻，雷乃发声，东风与雷皆阳也。湿，阴也，阴随阳化，阳气渐出于地，而湿气渐生，故草木含液而萌动。交夏温风至，阳气尽出于地，暑热蒸腾，而湿气最盛，故土润溽暑，大雨时行，天地之气，化刚为柔。夏至阳气尽出于地，而一阴甫生，燥气尚未行令。交秋凉风至，白露降，天地始肃，阳统阴降，而燥气始动。秋分以后，雷始收声，水始涸，故湿气始收，斯时露寒霜肃，阳统阴渐降，而燥气乃行，故草木黄落。交冬天气上升，地气下降，天地否塞，阳统阴全降，而燥气最盛；阳气潜藏于地下，而外无所卫，故水始冰，地始冻，虹藏不见，天地之气，化柔为刚。盖水旺于冬，实长于夏，火盛于夏，实藏于冬，阴阳互根，大化所以循环不穷也。观此可知燥属阳中之阴，湿属阴中之阳，且未动属阴，动则属阳。盖动则变，变则化，寒燥化为燥热，返其本也；寒湿化为湿热，因乎变也，人能体察燥湿二气之因寒因热所由生，而以之为纲，再观察其化热未化热之变，与夫燥郁则不能行水，而又夹湿，湿郁则不能布精，而又化燥之理，而以之为目，纲举目张，一任病情万状，而权衡在握矣。且夫燥湿二气，为时行之气，又有非时之偏气，如久旱则燥气胜，干热干冷，则燥气亦胜，在春为风燥，在夏为热燥，在秋为凉燥，在冬为寒燥，久雨则湿气胜，地气不收，溽暑阴冷，则湿气亦胜，在春为风湿，在夏与初秋为暑湿，在深秋与冬为寒湿，俗谓外感为时气，时之为义大矣哉! 若以一定之成方，治无定之时邪，莫不知时之甚者哉。然不独当因时也，尤当因地，西北地高，燥气胜，东南地卑，湿气胜。不独当因地也，而尤当因人，六气伤人，因人而化，阴虚体质，最易化燥，燥固为燥，即湿亦化为燥。阳虚体质，最易化湿，湿固为湿，即燥亦必夹湿。燥也，湿也，固外感百病所莫能外者也。或曰：外感有风寒暑湿燥火六气，子以燥湿二气赅之，可推其故而言之欤。曰：在地成形，在天为气。六气风居于始，寒暑湿燥居乎中，火居乎终。风居乎始者，风故燥湿二气所由动也。寒暑居乎中者，寒暑固燥湿二气所由变也。火居乎终者，火又燥湿二气所由化也。风为阳邪，固善动，数变而无定体者也。东方湿气动必雨，曰湿风；西方燥气动必旱，曰燥风；南方暑气动必热而湿，曰暑风；北方寒气动必冷而燥，曰寒风。东南之风，湿兼暑也；东北之风，湿兼寒也；西南之风，燥兼火也；西北之风，燥兼寒也。动之得中，人物因之以生；动之太过，人物感之而病。盖燥微则物畅其机，燥甚则物即于萎；湿微则物受其滋，湿甚则物被其腐，物如此，人可知矣。寒故燥所由生，而火又燥所由成者也。经云：燥胜则干，所以夏月炎暑司权，物见风日，则津汁渐干，人出汗多，则津液渐耗，火胜则燥，故也。秋冬寒凉司令，在草木则枯萎，在露则结为霜，在雨则化为雪，在水则冻为冰，在人则手足皲裂，两间皆寒燥之气所盘结也。且寒燥之病，易化为燥热，经谓伤寒为热病，盖寒则燥，燥则热，理相因也。若冬月阳不潜藏，地湿不收，则寒又必夹湿，所以冬得秋病，如病疟、病痢、病温者，要皆兼乎湿邪耳。至于暑，即湿热二气，互酿为害，而最易化燥者也。必须分别湿多热多，偏于湿者，化燥缓；偏于热者，化燥急；若纯热无湿，则又中暍之暑燥矣。若夫火即五气之所化，亦即燥湿二气归宿者也，偏于湿为湿火，偏于燥为燥火，燥也，湿也，终归火化也。他如春温，寒化燥者也；风温，风化燥也；暑温则湿热交合为病，而偏于热者也；湿温，则湿热交合为病，而偏于湿者也；温疫，乃浊土中湿热郁蒸之气，而化燥最速者也；伏暑，乃暑湿交合之邪，伏于膜原，待凉燥而后激发者也；疟疾，有暑湿合邪，伏于膜原，有风寒逼暑，入于营舍，亦待凉燥而后激发者也。霍乱，有伤于暑燥，有伤于寒燥，

有伤于暑湿，有伤于寒湿，有燥夹湿，湿化燥，相因而
为病者也，审是燥湿二气，非风寒暑火所生而化，化而
成之者哉，吾故举之以为提纲。曰：敢问治法如何？曰
治外感燥湿之邪无他，使邪早有出路而已。出路者何？
肺、胃、肠、膀胱是也。盖邪从外来，必从外去，毛窍
是肺之合，口鼻是肺胃之窍，大肠、膀胱为在里之表，
又肺胃之门户，故邪从汗解为外解，邪从二便解，亦为
外解。燥属天气，天气为清邪，以气搏气，故首伤肺经
气分。气无形质，其有形质者，乃肠胃中渣滓，燥邪由
肺传里，得之以为依附，故又病胃肠。肺与大肠，同为
燥金，肺胃为子母，故经谓阳明亦主燥金，以燥邪伤燥
金，同气相求，理固然也。湿属地气，地气氤氲粘腻为
浊邪，然浊邪亦属是气，气从口鼻传入，故亦伤肺经气
分。肺主一身气化，气为邪阻，不能行水，故湿无由
化，浊邪归浊道，故必传胃肠，浊之清者，必传膀胱。
曰：药之何如？曰：汗者，人之津，汗之出者气所化。
今气不化津而无汗者，乃气为邪所阻耳。邪阻则毛窍经
络不开，即胃肠膀胱，亦因之不开，法当轻开所阻肺气
之邪，佐以流利胃肠气机，兼通膀胱气化。燥邪辛润以
开之；湿邪辛淡以开之；燥兼寒者，辛温润以开之；燥
兼热者，辛凉轻剂以开之；湿兼寒者，辛淡温淡以开
之；湿兼热者，辛凉淡以开之；燥化热者，辛凉重剂以

开之；湿化热者，辛苦通降以开之；燥为湿郁者，辛润之中，参苦辛淡以化湿；湿为燥郁者，辛淡之中，参辛润以解燥；燥扰神明者，辛凉轻虚以开之；湿昏神志者，苦辛清淡以开之。总之，肺经气分，邪一开通，则汗自解矣。其有纳谷后即病者，气为邪搏，不及腐化，须兼宣松和化，不使之结，后虽传里，小通之即行矣。其有感邪之重且浊者，必然传里，传里即须攻下。若肺气未开，而里证又急，又必于宣通肺气之中，加以润胃肠之品。肺主天气，天气通，地气乃行耳。燥邪大肠多有结粪，必咸以软之，润以通之，湿邪大便多似败酱，必缓其药力以推荡之，或用丸药以磨化之。燥伤津液者，滑润之品，增液以通之。湿阻气机者，辛苦之位，开化以行之。要之，邪伤天气，治以开豁。天气开而毛窍经络之清邪自开，即胃肠膀胱之浊邪，无所搏束，亦与之俱开，汗得解而二便解，如上窍开而下窍自通也。若上窍未通而强通下窍，则气为上焦之邪所阻，不能传送下行，譬如缚足之鸟，而欲飞腾，其可得乎？邪传地道，治以通利。地气通，而胃肠膀胱之浊邪自通，即毛窍经络之清邪，孤悬无依，亦与之俱通，二便解，而汗亦解。如下窍通，而上窍自开也。若下窍不通，而强开上窍，则气为胃肠之邪所阻，不得化汗外出，譬如海门瘀塞，而欲众流顺轨，其又可得乎？！审若是，天道与地道，一以贯之之道也，岂有二哉！曰：有人虚证实者，当何如？曰：人虚证实，不过加以托邪之法，护正之方，究当以祛邪为主，邪早退一日，正即早安一日。经故曰：有故无殒，否则，留邪为患，后虽欲治，不可得而治。吾故曰：治外邪之法无他，使邪早有出路而已矣。或又曰：邪无形质，依渣滓以为形质，然则病人不与之食可乎？曰：非也。"邪之所凑，其气必虚。"能食而不与之食，则胃气愈虚，譬如空城御敌，贼必直入而无所防，不独邪入于胃已也。胃无谷气，则生化之源绝，五脏皆为虚器，邪且无所不入矣。曰：然则强与食之可乎？而亦非也。不能食而强与之食，则邪气愈遏，是赍盗粮也。总之，食与不食，当视病者之能与不能，强食固不可，禁食尤不可，但当清淡养胃，不可浓浊护邪。谚有之曰：饿不死的伤寒。谓知饥为有胃气，乃是不死之伤寒，奈何病家犹强食，医家犹禁食，而竟昧乎大中至正之理也哉。曰：外感百病，不外燥湿二气，吾闻诸子矣。敢问内伤何如？曰：内伤千变万化，而推致病之由，亦只此燥湿两端。彼古今医籍，名色愈多，治法愈歧，反令后学无所指归，请析言之：外感者，实也，虽虚而必先实；内伤者，虚也，虽实而必先虚。阳气虚则蒸运无力，而成内湿；阴血虚则荣养无资，而成内燥。思虑过度则气结，气结则枢转不灵而成内湿；气结则血亦结，血结则营运不周而成内燥。且也阴阳互根，气血同源，阳虚甚者，阴亦必虚，釜无薪火，安望蒸变乎精微？气虚甚者，血亦必虚。车无辘轳，安望汲引以灌溉？往往始也病湿，继则湿又化燥。阴虚甚者，阳亦必虚。灯残油涸，焉能大发其辉光？血虚甚者，气亦必虚。水浅舟停，焉能一往而奔放？往往始也病燥，继则燥又夹湿，盖化湿犹自外来，化燥则从内涸矣。故因燥化湿者，仍当以治燥为本，而治湿兼之；由湿化燥者，即当以治湿为本，而治燥兼之，此治法标本先后之大要也。总之，病有燥湿，药有燥润，病有纯杂，方有变通，知其要者，一言而终矣。

## 凡病从六经辨证 吕搽村

仲景伤寒立法，能从六经辨证，则虽繁剧如伤寒，不为多歧所误，而杂证即一以贯之。

## 治病不外阴阳得其平 李冠仙

病之生也，百出不穷，治法总不外乎阴阳五行四字。天以阴阳五行化生万物，医以阴阳五行调治百病，要之，五行之生克，仍不外乎阴阳。气为阳，血为阴，气血即水火之谓，气为火，而血为水也。气无形，而血有形，气附血以行，血无气亦不能自行。无阴则阳无以生，无阳则阴无以化，阴阳和而万物生焉。人生一小天地，阴阳必得其平，医者偏于用凉，偏于用温，皆不得其正也。

## 临症扼要　　　　　　　　　　　　　　程芝田

凡治人病，若无表邪，妄行发散，轻则心阴受伤，重则肾阳飞越；若无实热，误为攻下，先则胃阳耗伤，继则脾阴消亡。无火而用清凉，则血凝气滞；无寒而投温热，则血燥火生。若阴虚补阳，阴被阳销，非枯则槁；阳亏滋阴，阳为阴逼，不走即飞；阴阳两亏，偏补一边，亦非善治。虽治病之法，不外表里，寒热、虚实之辨，然在表宜散，须审其不宜散；在里宜攻，须审其不宜攻处；寒者当温，须审其不当温；热者当清，须审其不当清处；虚者当补，须审其不可补；实者可泻，须审其不可泻处。所谓独处藏奸，最宜仔细者也。或寒热并用，或攻补兼施，随症处方，变化无定，胶柱鼓瑟，固执不通。妇人小儿。总归一理，伤寒杂病，讵有殊途，死里求生，不外此法，神而明之，存乎其人。

## 治病法　　　　　　　　　　　　　　　吴鞠通

治外感如将，兵贵神速、机圆法活，去邪务尽，善后务细，盖早平一日，则人少受一日之害。治内伤如相，坐镇从容，神机默运，无功可言，无德可见，而人登寿域。治上焦如羽，非轻不举；治中焦如衡，非平不安；治下焦如权，非重不沉。

## 治外感去所本无　治内伤复其固有说 傅学渊

外感内伤，为证治两大关键，然去所本无，复其所固有，两言可尽之也。盖六淫外袭，身中气血，日失和平，一切外感有余之症，有须汗吐下和之治，皆是去其所本无也。若七情受伤，脏腑有损，身中气血，日就亏耗，一切内伤不足之症，有须滋填培补之治，皆是复其所固有也。

## 补泻当分缓急有无　　　　　　　张子和

经言："邪气盛则实，精气夺则虚。"二句为治病之大关，其词甚显，其义甚微，敢为详辨。盖实，言邪气实，宜泻也；虚，言正气虚，宜补也。凡邪正相搏而为病，则邪实正虚，皆可言也。故主泻者，则曰"邪气盛则实"，当泻也；主补者，则曰："精气夺则虚"，当补也。各执一词，毫无确据，借口文饰，孰得言非，是以至精之训，反酿莫大之害，不知理之所在；必有不可移易者，奈医者不能察耳。余请析之为四：孰缓、孰急、为有、为无也。体不虚者，急在邪气，去之不速，留则生变也。体多虚者，急在正气，培之不早，临期无济也。微虚微实者，亦治其实，可一扫而除也。甚虚甚实者，所畏在虚，但同守根本，以先为己之不可胜，则邪无不退矣。二虚一实者，兼其实，开其一面也。二实一虚者，兼其虚，防生不测也。总之，实而误补，固必增邪，犹或可救；虚而误攻，真气忽去，势必难回，此虚实之缓急，不可不思也。所谓有无者，察邪气之有无也。凡风、寒、暑、湿、燥、火，皆能增邪；邪之在表在里，在腑在脏，必有所居。求得其本而直取之，此所谓有，有则邪气之实也。若非六气之邪，而病出之阴，则皆情欲以伤内，劳倦以伤外，似邪非邪，似实非实，此所谓无，无则病在元气也。不明虚实有无之人，必致以逆为从，以标为本，绝人长命，可不慎哉！

## 补戒亟授伐戒亟夺　　　　　　唐立三

补戒亟授而骤壅，伐戒亟夺而峻利，用之不当，皆能致害。故攻热失宜，热未去而寒复作，寒热各踞其所，反致温凉并禁，良医莫措矣，攻寒亦然。

## 攻剂宜轻补剂宜重论　　　　　程芝田

仲景之方，攻补并重，左右咸宜。余曾有古今无异同论，兹文以攻剂宜轻，补剂当重之论，宁不自相矛盾，有背圣法乎？盖另有一说，姑申论之：因迩来补药价昂，攻药价贱，凡物之珍贵者，必有碔砆杂玉，鱼目混珠之弊。人心不古，诪张为幻，不独人参、鹿茸，多假少真，即芪、术、桂、苓，亦难道地，至攻散之味，有真无假矣。故用攻剂，每易奏功，一投补方，即难见效，况古方中温凉攻补之剂，俱用人参驾驭其间，则温不燥血，凉不败胃，攻不伤气，补则功捷；今既无参，一味攻散，则人既困于病，复困于药，邪虽幸去，而正不伤者寡矣。此犹用药合法，若孟浪攻击者，害尤非浅。今人病后，往往难得复原，职此之故，譬之无纪之兵，民鲜不受其害，初累于贼，继累于兵，民未有不憔悴者也。所云攻剂宜轻，补剂当重者，此也。其中权宜，是当通变，言虽无稽，理或有合，爰作是论，请质高明。

又按：张景岳所著理阴煎、六味回阳饮、胃关煎之类，俱用熟地，加入桂、附、姜、萸，即为扶阳之剂，想亦因人参！价贵，难以合用，不得不别开一径，以为扶阳之助，亦见其一片苦心。后人屡辟之，言阳已虚，更熟地滞腻之品，岂能回阳等论，未免太过。不观八味汤丸，阳虚之证，古人皆宗之！太仆所云："益火之原，以消阴翳"是也。景岳未尝不仿此意，盖熟地得桂附补命火，以生脾土，土旺自能生金，是补气之源也。愚谓阴盛阳衰之症，以救阳为急，如四逆、姜附等汤所宜；如脾胃虚寒者，则理中、温胃为宜，若阴阳两虚者，景岳诸方，何妨选用，寒重者，桂、附、姜、萸，是宜重加，往往得效，据云有云腾致雨之妙，岂虚誉哉！

## 阴阳不可偏补论　　　　　　　　程芝田

诸书所言补阳能生阴之说，余窃有疑焉。火阳生阴长，盖谓孤阳不生，独阴不长，阴阳不可偏废也。如人既阴虚火燥矣，再去补阳，则阳益旺而阴益竭。况阳附于阴，阴虚则阳无所附，又焉能生阴耶？譬之于苗，赖水以养，若水已干，再加烈日，则苗槁矣，必沛然下雨，始能勃然而兴，此显而易见也。惟补气可以生血，即金能生水之义，非阳能生阴之谓也。夫补气补阳，原有分别，《内经》曰："劳者温之。"系温存之温，非温热之温也。一字误解，天悬地隔矣。余谓阴阳不可偏补，阴不离阳，阳不离阴，阴阳相配，天地以位，万物以育，如古方中六味丸、复脉汤、补阴药也，内配茱萸、桂枝之阳味是矣；建中汤、附子汤，补阳药也，内皆助芍药之阴品是矣。诸如此类，不可枚举。至四逆、吴萸等汤，乃治有阴无阳之证，系救阳非又补阳也。又如白虎、黄连等汤，乃治阳盛阴消之病，系救阴非补阴也。所谓阳为阴逼，不走即飞，阴被阳销，非枯则槁，专于补阴，固非尽美，专于补阳，亦非尽善也。

窃谓夏至一阴生，冬至一阳生，二语注解，有言夏至阴长阳衰，宜扶阳抑阴；冬至阳生阴弱，当理阴平阳。有云一阴初生，正阳盛阴衰之候，一阳初长，正阴旺阳衰之秋，一宜补阴，一宜补阳，两相刺谬。二说俱非无理，然药以治病，非以治时，有病是则用是药，原非可以时拘也，如冬天患热，寒亦当施；夏日病寒，热亦可用；阴兼阳病，又当兼补。阳以引阴，阴以引阳，不可执一，贵在圆通。吾人读书，不能细体心悟，另出手眼，鲜不为偏见所误者也，因并识之。

凡治病，不外先天后天，故以脾肾为主矣。然后天脾胃，一阴一阳宜分；先天肾命，一水一火须别。盖肾水亏则生火，而脾胃亦必枯槁；肾火亏则生寒，而脾胃亦必湿润，非谓补后天即宜温燥，补先天即宜滋润也。

## 虚实真假辨　　　　　　　　　罗整斋

虚者宜补，实者当泻，此易知也。而不知实中复有虚，虚中复有实，故每至虚之病，反见盛势；大实之病，反见羸状，此不可不辨也。如病起七情，或饥饱劳倦，或酒色所伤，或先天不足，及其既病，则每多身热便闭，戴阳胀满，虚狂假斑等证，似为有余之病，而其因实由不足，医不察而泻之，必枉死矣。又如外感之邪未除，而留伏于经络，饮食之滞不消，而积聚于脏腑，或郁结逆气，有所未散，或顽痰瘀血，有所藏留，病久致赢，似乎不足，不知病根未除，还当祛邪，若误用补，必益其死。此所谓"无实实、无虚虚"，"损不足而益有余"。如此死者，医杀之耳。

## 读书须识正旨 唐立三

《素问·通评虚实论》曰："帝曰：肠澼便血何如？岐伯曰：身热则死，寒则生。"吴鹤皋注云：身热则血败，而孤阳独存，故死。窃按：肠澼便血之身热有三，一则表邪下陷，于阳明药中加葛根，胃气得升即愈；一则阴盛格阳，虽为危候，亦有用温药而得生者；惟阴气已竭之身热，于法不治。吴鹤皋但注得孤阳独存，可知阳陷与格阳，不在此例也。苟使泥于吴注，几疑此症惟有孤阳独存矣，并疑凡身热者皆死矣。故曰：读书须识正旨。

## 读书须看反面 唐立三

丹溪曰：方书瘦胎饮一论，为湖阳公主作也。予族妹苦于难产，予甚悯焉。视其形肥，而勤于针黹，构思旬日，忽自悟曰：此正与湖阳公主相反。彼奉养之人，其气必实，耗其气使和平，故易产。今形肥知其气虚，久坐知其不运，令其有孕至五、六月，遂于大全方、紫苏饮加补气药，与十数帖，因得男儿甚快。窃按：同一难产，而有虚实之别，补气之方，反从瘦胎饮悟出。故凡前贤议论，必明其正义。又必于反面构思，方不为其所囿。可见读书不可独泥于正面也。

## 读书必须隅反　　　　　　　　唐立三

王损庵曰：内经言温疟在脏者，止以风寒中于肾；言瘅疟者，止以肺素有热。然冬令之寒，既得以中于肾，则其余令气之邪，又宁无入客于所属之脏者？既肺本气之热为疟，则四脏之气郁为热者，又宁不似肺之为疟乎？此殆举一可以三隅反也。窃按：内经止说得冬令之寒，而损庵即于冬令，推到春、夏、秋令气之邪。《内经》只说得肺素有热，而损庵即于肺脏，推到心、肝、脾、肾，可见读书贵乎隅反，不可固执一说也。

## 读书须融会贯通　　　　　　　　傅学渊

读古人书，须识其补偏救弊，一片苦心。互相抵触，即是互相阐发处。所贵多读多看，融会贯通，由博返约，以求理明心得，临症无望洋之苦是也。若好为指摘，弃瑜录瑕，殊失钦承前哲之道。至矜家秘而执成法，头痛医头，寻方觅药，一切无方之书，置之高阁，此又孟浪之流，不足与语斯道者矣。

## 医宜博览论 唐立三

病有常变，治亦有常变，无不备载于书中，故在乎人之善于取裁也。然而世人之病，不独变端莫测，谈非容易，更有澄出希奇，人难习见，当此时也，将束手而待毙耶？抑漫然而尝试耶？载籍极博，奇妙不少，试举一二言之。乡人沈长观，大肠头忽出寸许，痛苦难忍，干则退落，又出又落，二十余日，如是者三次。就治于外科，始有称为肛痈者，而莫能治；继赴城中王士林家求治，士林曰：此名截肠病，出于夏子益怪疾奇方，此时尚可治，再出再落，则不可救矣。令以臀坐浸于芝麻油内，再日饮麻子汁数盏，不数日而愈。夫夏子益书，今已无传，不过散见于《本草纲目》，王子留心及此，其博记可知。又己亥岁春，有泰兴县人缪志文，被讼管押，骤然周身发泡，流水皮㲯，毫无空隙，即行毙命，尸属具控，奉抚臬各宪，调发苏州府审办，郡侯相公，转行府医学翁公查议，是否毒发？有无此疮？翁公以系内科，请饬外科查复，阖郡外科，皆无以对。翁公偶过寒斋，谈及此事，余曰：曾见彭用光《普济良方》载有虏疮云，建武中南阳击虏所得，与此澄情形悉合，须以蜜煎升麻拭摩，若不即疗，数日必死等语。《纲目》蜂蜜注中，亦有是说。翁即借去此书，并即申明于内科医生唐立三家借得，签呈详复而定案，于是县差之罪得雪。设使是时，苟无此书，几成冤狱矣。又庚戌冬，南营高姓女，两足指忽青黑紫烂，不知痛痒，渐延至跗胫踝间，请治于外科多人，有云脱疽者，有云落脚伤寒者，并有推为冤业症者，咸称不治。及邀葑门陆凤翼视之云：此不成为病，止服温通气血之剂，外用腊糟煎洗，不数日可愈。果如其言，众皆异之。余在附近视症，闻之亦异。后遇陆子，询其故。答曰：诊其脉，惟稍涩，余无病象，并问其素常裹足过紧，因知此病不过血脉受寒，冰凝不运，于是肌肉溃烂耳。此乃切问精详，又不张大显功，殊可钦也。又丙午春，有海门人王潮，患病，延医张胜林，用桂附等药，病已渐轻。换医陈若山，因王潮面带亦色，身不恶寒，用犀角等味凉药，越日即死。其父王德甫殴伤陈若山身死，奉臬宪常公，提至省城审办。因余有府医学之任，下余辨议。余以伤寒论，少阴病，里寒外热，身反不恶寒，其和面色赤，通脉四逆汤主之一条，与此案前医所用之药相符。又景岳寒热篇云：凡真热发热，而假热亦发热，其病亦为面赤躁烦等症，昧者见之，便认为热，妄投寒凉，下咽必毙等语，又与服犀角等药，越日即死相符，其为陈若山误治而死无疑，详复定案。于是王德甫痛子殴医，罪得轻减。又己酉岁，表甥陆灌园，患疟半年，大肉尽削，后变黄疸，继而两膝肿痛，大如鹤膝，两股腑腨皆青黑，痛甚而冰冷；又上下牙龈红肿，形如榴子，色如涂朱，日渐溃烂，满口热如火烙，舌亦红紫而痛，汤粥难下，病势可危，遍请外科图治，皆云：下部阴寒，上焦火亢，殊为棘手。余素不谙外科，亦同声无措。一日延山塘刘玉如来云：此症名青腿牙疳，载于《医宗金鉴》，如方调治而愈。夫《金鉴》人所应读之书也。无人或识，惟刘子知之，多见其有学也。即此五病，失治则死，得治则生，一死一生，出乎医手。由是观之，书可不览哉！览可不博哉！司人性命者，岂仅粗知经络药性，脉诀汤头，遂可云胜任哉？

## 医宜通变论　　　　　　　　　　程芝田

凡医书中，有正言反言、常言变言者，读书者，须从其正面，悟出反面，从反面悟出其正面也。知其常，当通其变；知其变，当通其常，切不宜胶柱鼓瑟也审矣。如脉诀云：人迎紧甚伤于风，气口紧甚伤于食。设人迎紧甚，而其人并无发热恶风表证，当知其为血虚阴虚也。设气口紧甚，而其人并无胸满噫臭实证，当知其为气虚阳虚也。丹溪云："气有余，便是火。"嘉言云："气不足，便是寒。"两言似属相背。要知"气有余",邪气也。邪气有余,便生火。"气不足",正气也。正气不足,便生寒。即一正面一反面也。仲景治少阴证,因胃实致心肾不交,用大承气下之。严用和治脾虚心肾不交,制归脾汤补之,即从仲景反面悟出也,男女不交,用黄婆牵之之义。所云肥人气虚多痰,瘦人血虚多火;男人多气少血,女人多血少气;南方多柔弱,北方多强壮,此言其常也。亦有反是者,总当圆通,不可执一。故凡诊病,故当论其肥瘦男女,南方北地,更须问其平素,或系阳脏,或系阴脏为准则。如阳脏者,平素必不喜热物,倘受寒邪,热药不宜过剂,养阴为宜;或受热邪,则寒药当重也。阴脏者,素常不欲冷物,即受热邪,寒药不可过剂;或受寒邪,则热药弗轻也。至于小儿纯阳无阴,老人多气少血,更当活看。盖小儿为嫩阳,老人为衰阳,嫩阳衰阳,非强壮比。故小儿宜补阴,不宜伐阳;老人宜补阴,兼宜补阳,阳生阴长,理所必然。凡治小儿以六味,治老人以八味,往往见效,职是故也。

## 颠倒五行解                                          程芝田

万物不外五行,治病不离五脏。五行分金、木、水、火、土,五脏配肺、肝、肾、心、脾。五行有相生相克,如金生水、水生木、木生火、火生土、土生金;

金克木、木克土、土克水、水克火、火克金，此为顺五行，人所易解，无庸细述。惟颠倒五行生克之理，人所难明，然治病之要，全在乎此。如金能生水，水亦能生金，金燥肺痿，须滋肾以救肺是也。水能生木，木亦能生水，肾水枯槁，须清肝以滋肾是也。木能生火，火亦能生木，肝寒木腐，宜益火以暖肝是也。火能生土，土亦能生火，心虚火衰，宜补脾以养心是也。土能生金，金亦能生土，脾气衰败，须益气以扶土是也。如金可克木，木亦可克金，肝木过旺，则刑肺金也。木可克土，土亦可克木，脾土健旺，则肝木自平也。土可克水，水亦可克土，肾水泛滥，则脾土肿满也。水可克火，火亦可克水，相火煎熬，则肾水稍铄也。火可克金，金亦可克火，肺气充溢，则心火下降也。至于肺来克木，须补心以制金；肝来侮脾，宜补金以制木；脾燥消肾，当养木以抑土；肾水凌心，当扶土以制水；心火刑金，须壮水以制火，此借强制敌，献魏救赵之义也。若水泛补金，木腐补水，火盛补木，土旺补火，金燥补土，不独不能相生，而反相克矣。且金能生水，又能克水，气滞则血凝也。水能生木，又能克木，水多则木腐也。木能生火，又能克火，木郁则火遏也。火能生土，又能克土，火铄则土燥也。土能生金，又能克金，土裂则金销也。虽金可克木，亦司生水以养木；木可克土，亦可生火以培土；土可克水；亦可生金以资水；水可克火，亦可生木以壮火；火可克金，亦可生土以化金。至肺实泻肾，肾实泻肝，肝实泻心，心实泻脾，脾实泻肺，虚则补其母，实则泻其子也。但子来扶母则吉，母来抑子则凶，我克者为妻，若妻来乘夫，病亦难愈，所谓肝得脾而莫疗，肾见心而莫治，脾遇肾而难瘥，肺逢肝而难愈，心得肺而无医。盖土乘木衰，又能生金克木；火乘水衰，又能生土克水；水乘土瘀，又能生木克土；木乘金伤，又能生火克金；肺乘火销，又能生水克火，此生克循环，原同太极，即河图洛书之理。如能参透，虽有千变万化，亦无遁情矣。

## 五行余义　　　　　　　　　　程芝田

凡五行相生者，吉；相克者，凶，固矣。但生我者父，我生者子，父慈子孝，自然相生者吉。若父不慈，子不孝，伦常乖舛，则不相生，而反相克者矣。克我者夫，我克者妻，惟夫妻反目，则夫有出妻之事，或牝鸡司晨，则妻来乘夫之逆。若夫唱妇随，夫以妻为室，妻以夫为家，饮食男女，本不相离，相克而还以相生，相制而还以相济矣。虽火以水为贼，土以木为贼，木以金为贼，金以火为贼，水以上为贼，各性其性，各贼其贼，若和合其性，则互为相生，五行俱不可相离，惟亢则害，承乃制也。然要知土为五行之本，土无定位，分配四季，寄体中宫，火借之而不焰，水借之而不泛，金借之而长生，水借之而不调；故脾神为黄婆，心神为婴儿，肾神为姹女，修炼家升坎填离，欲男女交媾，须赖黄婆牵合，以脾胃为后天之根本也。然非专以补脾胃而言也。仲景因胃实致心肾不交，用承气汤下之；用和因脾虚心肾不交，制归脾汤补之，皆是黄婆牵合之义。燮理阴阳，调和鼎鼐，良医良相同功也。

陆平一曰：家君谓两篇说理太精，勿选入。予谓世不皆庸劣，仍留之。

## 养身勿惑修养家言　　　　　李南丰

猗欤哉！历代医书之盛。凡三百七十九家，五百九十六部，一万三千一百余卷，反复详明，其要主于却病而已。然《内经》有一言，而可尽废诸书，则"不治已病治未病"是也。此说一出，而后多以修养为言？不知夫修养与保养，原自有异。修养则杂于方外元远，而非恒言恒道；保养则于日用饮食，而为可法可经。如运气之法，运任督者，久则生痈；运脾土者，久则腹胀；运丹田者，久则尿血；运顶门者，久则脑泄。其余丹砂烹炼之说，遗祸累累。然则修养之与保养，不大相迳庭哉！请述保养之法。《上古天真论》曰："饮食有节，起居有常，不妄作劳，精神内守，病安从来？故形与神俱，而尽终天年，度百岁乃去。"此保养之正宗也。盖有节有常，则气血从轨，而无事于搬运之烦。精神内守，则身心宁定，而无事于制伏之强。形与神居，而神不离形，形不离神，而无损天年之虑。保养既如是之易且显，何今之夭者多而寿者少欤？盖香醪美酒陈于前，虽病所忌也而弗顾。情况意兴动于中，虽病所禁也而难遏。贪名竞利之心急，虽劳伤过度而不觉，何况心神百结，斳耗多端，刘孔昭曰：万人操弧而向一鹄，鹄能无中乎？万物炫耀以惑一身，身能无伤乎？即有少知收敛精神。安居静养者，又不知百年机括，希求不死，虽终日闭目，只是一团私意，静亦动也。若识透百年定分，而事事循理，不贪、不躁、不妄，可以却未病而尽天年矣。盖主乎私，则生死念重，而昏昧错妄，愈求静而不静；主乎理，则人欲消亡。而心清神悦，不求静而自静，此吾所以但言保养而不言修养也。然则修养之法，不亦尽废诸书乎？避风寒以保其皮肤、六腑，则麻黄、桂枝、温中、四逆之剂，不必服矣。节劳逸以保其筋骨、五脏，则补中益气，劫劳健步之剂，不必服矣。戒色欲以养精，正思虑以养神，则滋阴降火、养营凝神等汤，又何用哉！薄滋味以养血，寡言语以养气，则四物四君，十全三和等汤，又何用哉！要之，血由气生，气由神全，神乎心乎，养心莫善于寡欲。吾闻是语，未见其人，不得已而仍从一万三千一百余卷中，更览一治已病之法也。

## 夏不藏精致病更甚于冬　　　　唐立三

人但知冬不藏精者致病，而不知夏不藏精者更甚焉。尝见怯弱之人，而当酷暑，每云气欲闷绝，可知中暍而死者，直因气之闷绝也。夫人值摇精，恒多气促，与当暑之气闷不甚相远。经曰：热伤气。又曰：壮火食气。余故曰：夏令之炎威，甚于冬令之寒，苟不藏精，壮者至秋而发为伏暑，怯者即中暍而死。

## 人身分内外两层上下两截　　　　赵晴初

人身内外作两层，上下作两截，而内外上下，每如呼吸，而动相牵引。譬如攻下而利，是泄其在内之下截，而上截之气即陷，内上既空，其外层之表气，连邪内入，此结胸之根也。譬如发表而汗，是疏其在外之上截，而在内之气跟出，内上既空，其内下之阴气上塞，此痞闷之根也。识此，在上禁过汗，在内慎攻下之法，后读仲景《伤寒论》结胸及痞塞诸证，则冰消雪化矣。此高学山《伤寒尚论篇辨似》中语。自昔名医，无不以阴阳升降、盈虚消长而为剂量准，如上所云，误下

123

变结胸，是阳凑于阴也；误仔作痞闷，是阴乘于阳也。盖阴阳各有定位，升降自有常度，此盈者彼必虚，此消者彼必长，医事之补偏救弊，变化生心，端在是矣。卢氏言："不得横偏，转为竖穷。"此二语甚妙。横偏者，自内而外，由阴出阳也。竖穷者，直上直下，过升过降也，此阴阳升降盈虚消长之理也。推此二语，为引申数言于后，质之高明：下既不通，必反上逆，不得上达，转为横格。上游塞阻，下必不通，中结者不四布，过泄者必中虚。

## 病有预兆 陆定圃

病有可预测其兆者，如手指麻木，知将患中风；一年前时时口干，手脚心热，或作渴思饮茶并水，或食已即饥，知将来患发背；三年内眉眶骨痛，知患大风疾，此有外症可凭者也。至于察神色，审脉象，而能先识其疴，则非神乎技者不能矣。

## 偏嗜食物成病 陆定圃

病有因偏嗜食物而成者，非详问得之，奚由奏效？前人治验，略志数则，以资玩索。朱丹溪治叔祖泄泻，脉涩而带弦，询知喜食鲤鱼，以茱萸、陈皮、生姜、砂糖等药，探吐胶痰而泻止。林学士面色顿青，形体削瘦，夜多惊悸，杜某询知喜食海蛤，味咸，故心血衰，令多服生津液药而病愈。富商患腹胀，百药无效，反加胃呕、食减、尪羸，一草泽医，询知夏多食冰浸瓜果，取凉太过，脾气受寒，医复用寒凉，重伤胃气，以丁香、木香、官桂健脾和胃，胃气下行，由是病除。赵尹，好食生米而生虫，憔悴萎黄，不思饮食，用苍术米泔水浸一夜，锉焙末，蒸饼丸，米汤下而愈。吴孚先治长夏无故四肢厥冷、神昏不语，问之曾食猪肺，乃令以款冬花二两煎汤灌之而痊。盖所食乃瘟猪肺也。沈绎治肃王嗜乳酪获疾，饮浓茶数碗，荡涤膈中而愈。薛立斋抬一老人，似痢非痢，胸膈不宽，用痰痢等药不效。询知素以酒乳同饮，为得酸则凝结，得苦则行散，遂以茶茗为丸，时用清茶，送三五十丸，不数服而瘥。吴廷绍治冯延已胸中痛，询知平日多食山鸡、鹧鸪，投以甘草汤而愈。杨吉老治杨立之喉痛，溃烂，饮食不进，询知平日多食鹧鸪肉，令食生姜一片，觉香味异常，渐加至半斤余，喉痛顿消，饮食如故。梁新治富商暴亡，谓是食毒，询知好食竹鸡，令捣姜搦汁，折齿灌之而苏。某医治一妇，面生黑斑数点。日久满面俱黑，询知食斑鸠，用生姜一斤，切碎研汁，将滓焙干，却用生姜汁煮，糊丸食之。一月平复。盖山鸡、鹧鸪、竹鸡、斑鸠，皆食半夏，故以解其毒也。沈宗常治庐陵人胀而喘，三日食不下咽，视脉无他，问知食羊脂。曰：脂冷则凝，温烫之所及也。温之，得利而愈。

陆平一删改

## 病无纯虚论 李冠仙

人之生也，体质不同，各有所偏。偏于阴虚，脏腑燥热，易感温病，易受燥气。偏于阳虚，脏腑寒湿，易感寒邪，易患湿症。气类之感召，即《易》水流湿火就燥之理也。此虚也，本乎生初，因其体质何偏，而平素起居饮食消息之，无俟乎蛮补者也。其病也，亦因其偏虚何在而邪乘之。经故曰："邪之所凑，其气必虚。"第既凑之后，反见为实，实者，邪实也。其为状也，有相半者，有相过者，无纯虚也。惟大病被汗吐下后，邪去而气血不能遽复，及妇人新产后血液去而形气不足以充，则纯虚。然一在病后，一则非病，不可以治病之法治之。夫病无纯虚，则方无蛮补，无足怪者。

## 因病似虚因虚致病论 沈明生

万病不出乎虚实两端，万方不越乎补泻二法。顾治实之法，犹易知易行，姑置弗论。惟是治虚之法，自古难之。世运日衰，元气日薄，虚病日众，方书日繁，而治法日误，何欤？良由误于因病似虚，因虚致病之分耳，请得论之。所谓因病似虚者，其人不无他恙，或感六淫之邪，或伤饮食之积，或为情志怫郁，或为气血瘀留，以致精神昏昧，头目昏花，懒于言语，倦于动作，口中无味，面目萎黄，气短脉沉，厥冷泄泻，种种见症，羸状虽彰，而郁邪内固，病者每多不谨于恒，无不以虚自据；而畏攻畏凉；傍人但执外见之形，无不指其虚而劝补；医者复多不明标本，专听陈述病源，辄投补剂。即有明者，知其因病似虚，而又首鼠两端，恐遭疑讪，迁延时日，坐失机宜。邪得补而愈甚，积得补而愈深，怫郁者解散靡从，瘀留者滋蔓益甚，又安知此病之非虚所致也。苟非先去其病，安能即疗其虚，譬之城池失守而盗寇得以乘之，乃不事驱攘，惟汲汲于增埤置陴，终当劫资燔舍，斩关排闼而后已，亦何益于事哉！故曰：因病似虚者，病为本虚为标，治本而标自己。与其畏虚而酿成不可起之病，孰若去病而犹冀有可补之虚也。倘以养正则邪自去，君子进则小人退之说为喻，是为大虚之中兼有实者论也。若夫因病似虚者而用补，犹赍粮而资诸盗耳。所谓因虚致病者，其人先天之禀赋素弱，后天之调养复乖，或纵欲而伤精，或心苦而神耗，或处境有冻馁劳役，或任情有骄恣宴安。精伤者肾旷其作强之官，神耗者心失其君主之用。形寒饮冷伤肺，饥饱劳役伤脾，贫贱者多有之；大怒逆气伤肝，醇醴厚味伤胃，富贵者多有之。内脏既伤，外患易作，以致阳虚恶寒，阴虚恶热，上气喘满，胁胀腹膨，前后不通，躁扰闷乱，饮食不入，脉大无根，种种形证，虚而类实，虽肌肉未脱，而神宰消亡，即起居如常，而患端萌伏。然变证百出，本乎一虚，于此应补之际，而病人旁人转生疑虑，或谓外邪未散，或谓内积未除，欲补阴畏寒凉之伤脾，欲补阳畏燥热之助火，加之以无断之医，迁就苟合，倖试图功，殊不知此病之皆虚所致也。苟不专治其虚，安能分治其实，譬之旱潦相仍，四民失业，盗贼因而蜂起，使非蠲灾施救，发粟赈贫，而犹以征诛为事，恐诛之则不可胜诛，盗贼未靖。而元气益受困矣。故曰：因虚致病者，虚为本而病为标，亦治本而标自己。与其去病而虚不可保，毋宁补虚而病可渐除。倘医者徒知应补，而又不别夫营卫阴阳，逆从反正，阳虚而补阴，则如水益深；阴虚而补阳，则如火益热、犹之因病似虚之法，而治因虚致病之讹也。辨此二者，则虚证治之斯易，又何有"方书日众，治法日误"之虑哉。

陆平一删改

## 六气当汗不当汗论　　　吴鞠通

　　六气只有外感寒证，断不可不发汗者，伤寒脉紧无汗，用麻黄汤正条，风寒挟痰饮，用大、小青龙一条。饮者，寒水也，水气无汗，用麻黄甘草附子、麻黄等汤。水者，寒水也，有汗者，即与护阳。湿门亦有发汗之条，兼寒者也；其不兼寒而汗自出者，则多护阳之方。其他风温禁汗、暑门禁汗，亡血禁汗、疮家禁汗，禁汗之条颇争。盖外伤于寒、自当治之以温，经谓"寒者温之"是也。寒非内生，而自外来，故用辛以散之，辛温之剂恰当。如外伤于温，自当治之以凉，经谓"热者寒之"是也。温非内生，而自外来，故亦用辛以散之，辛凉之剂恰当。其他各气之感受，无不因各人之体质偏属，而偏寒偏温，亦即可为用温用凉之准。凡遇温证，初用辛凉以退外温，继用甘凉以救内热。此温病之断不可发汗，即不发汗之辛甘，亦在所当禁也。且伤寒门中兼风而自汗者，即禁汗，所谓有汗不得用麻黄，无奈近世以羌活代麻黄，不知羌活更烈于麻黄。盖麻黄之发汗，中空而通，色青而疏泄，生于内地，去节方发汗，不去节尚能通能留，其气味亦薄。若羌活乃羌地所生之独活，气味雄烈不可当。试用麻黄一两，煮于一室之内，两三人坐于其侧，无所苦也；以羌活一两，煮于一室之内，两三人坐于其侧，则其味之发泄，弱者即不能受矣。温暑门之用羌、防、柴、葛，产后亡血家之用当归、川芎、泽兰、炮姜，同一杀人利剑，有心者共筹之。

## 外感多挟他证　　　　　　　　傅学渊

凡外感病，挟食者颇多，当思食为邪裹，散其邪则食自下，若杂消导于发散中，不专达表，胃汁复伤，因而陷闭者有之。至若风多挟暑、湿、寒，或挟燥、火，或恼怒，或劳倦，或房事，及肝气宿瘕诸血症，皆外感病之不无有挟者，所贵随症制宜，斟酌尽善，庶无差误也。

## 汗吐下法　　　　　　　　张子和

人身不过表里，气血不过虚实，良工先治其实，后治其虚；粗工或治虚，或治实；谬工则虚虚实实；惟庸工但补其虚，不敢治其实，举世不省悟，此余所以著三法也。夫病非人身素有之物，或自外入，或自内生，皆邪气也。邪气中人，去之可也，揽而留之可乎？留之，轻则久而自尽，甚则久而不已，更甚则暴死矣。若不去邪，先以补剂，是盗未出门，而先修室宇，正气未胜，而邪气已横鹜矣。惟脉脱下虚，无邪无积之人，始可议补耳。他病惟先用三法，攻去邪气，而元气自复也。《素问》一书，言辛甘发散淡渗为阳，酸苦涌泄为阴。发散归于汗，涌归于吐，泄归于下，渗归于表，解表同于汗泄，利便同于下，殊不言补。所谓补者，辛补肝，咸补心，甘补肾，酸补脾，苦补肺，更相君臣佐使，皆以在腠理，致津液，通血气而已，非今人所谓用温燥邪辟之补也。盖草木皆以治病，病去则五谷、果、菜、肉皆补也。又当辨其所宜，使无偏倾可也。若以药为补，虽甘草人参，亦有偏胜之患。是故三法犹刑罚也，粱肉犹德政也，治乱用刑，治治用德，理也。余用三法，常兼众法，有按有跷，有揃有导，有增减，有续止，医者不得余法，而反诬之。哀哉，如引涎漉涎，取涕迫泪，凡上行者，皆吐法也。熏蒸渫洗熨烙，针刺砭射，导引按摩，凡解表者，皆汗法也。催生下乳，磨积逐水，破经泄气，凡下行者，皆下法也。天之六气，风、寒、暑、湿、燥、火，发病多在于上；地之六气，雾、露、雨、雪、水、泥，发病多在于下；酸、苦、甘、辛、咸、淡，发病多在于中，发病者三，出病亦三。风寒之邪结搏于皮肤之间，滞于经络之内，留而不去，或发痛、麻、淋、痹，肿痒、拘挛，皆可汗而去之；痰饮宿食，在胸膈，发为诸病，皆可涌而去之；寒热痼冷、客火热客下焦为诸病，皆可泄而出之。吐中有散，下中有补，经言："知其要者，一言而终。"此之谓也。陆平一曰：此治九实一虚之初候，极可；治半虚半实之中候，亦可；惟治九虚一实之末候，则不可。今医家、病家，信虚喜补，仅知正旺则邪自却一理，未有知邪去而正自复，亦是一理，选登此篇，救其失也。又表有温表凉表

平表之不同，皮以行皮，辛能外散，莫非表药，自夫
人专指辛温发汗为表，而凉表改称为清解矣。下亦有寒
下、温下、用补以下诸法，而今则惟知三承气为下药矣。
盖误于"发表不远热，攻里不远寒"两言也。

## 驳无病服药有病议药之谬　　　汪瑟庵

食能养人，不能医病；药能医病，不能养人。无病
而服药，有病而议药，此人之大患也。茯苓甘草，误用
亦能杀人；巴豆砒霜，对病即能起死，舍病而论药，庸
人之通病也。又按今世医者学医，惟求其便；病家择
医，惟求其稳，然非通何由得便，非当无所谓稳，舍通
而求便，舍当而求稳，必夭人性命矣。

## 万物各有偏胜论　　　吴鞠通

无不偏之药，即无统治之方。如方书内所云，某方
统治四时不正之气，甚至有兼治内伤产妇者，皆不通
之论也。近日方书盛行者，莫过汪切庵《医方集解》一
书，其中此类甚多。以其书文理颇通，世多读之，而不
知其非也。天下有一方而可以统治四时者乎？宜春者即
不宜夏，宜春夏者，更不宜秋冬。余一生体认物情，只
有五谷作饭，可以统治四时饿病，其他未之闻也。在
五谷中，尚有偏胜，最中和者，莫过饮食，且有冬日

饮汤，夏日饮水之别，况于药乎!得天地五运六气之全者莫如人，人之本源虽一，而人之气质，其偏胜为何知哉?人之中最中和者，莫如圣人，而圣人之中，且有偏于任，偏于清，偏于清和之异，千古以来，不偏者数人而已。常人则各有其偏，如《灵枢》所载五等可知也。降人一等，禽与兽也；降禽兽一等，木也；降木一等，草也；降草一等，金与石也。用药治病者，用偏以矫其偏，以药之偏胜太过，故有宜用，有宜避者，合病情者用之，不合者避之而已，无好尚，无畏忌，惟病是从。医者性情中正和平，然后可以用药，自不犯偏于寒热温凉一家之固执，而亦无笼统治病之弊也。

## 草木各得一太极论　　　　　　吴鞠通

古来著本草者，皆逐论其气味性情，未尝统论乎形体之大纲，生长化收藏之运用，兹特补之。盖芦主生，干与枝叶主长，花主化，子主收，根主藏。木也，果则收藏皆在于子。凡干皆升，芦胜于干；凡叶皆散，花胜于叶；凡枝皆走，络须胜于枝；凡根皆降，子胜于根。由芦之升而长而化而收，子则复降而化而收矣，此草木各得一太极之理也。

## 用　药　　　　　　　　　　徐灵胎

一病有一病之主要药，一证有一证之对药，取药之对证者，合几味而成方，故治病必先有药而后有方，非先有一六味、八味、理中等汤，横于胸中，而硬派人服之也。至其辨证用药之法，如有人风寒痰食，合而成病，必审其风居几分，寒居几分，痰食居几分，而药则随其邪之多寡以为增减。或一方不能兼治，则先治其最急者，所以无一味虚设之药，无一分不斟酌之分两也。况医之为道，全在自考，如服我之药，而病情不减，或反增重，则必深自痛惩，广求必效之法而后已，则学问自能日进。若遇病即以通套成方投之，愈则以为己功，死则以为病本不治，毫无转计，此则误尽天下而终生不自知也。

## 用　药　论　　　　　　　　莫枚士

药性有刚柔。刚为阳，柔为阴，故刚药动，柔药静。刚而动者其行急，急则迅发而无余，其起疾也速，其杀人也亦暴；柔而静者其行缓，缓则潜滋而相续，其起疾也迟，其杀人也亦舒。无识者好为一偏，其害不可胜言，而中立者，因有牵掣之说焉。岂知柔者自迟，不能强之使速；刚者自速，不能强之使迟，迟速并使，迟者必让速者以先行，下咽之后，但见阳药之行阳，不见阴药之行阴，若病宜于阳，则阴药初不见功，而反酿祸于阳药已过之后，若病宜于阴，则阴药未及奏效，而已显受夫阳药反掌之灾，是以中立者亦谬也。总之，对证发药，斯为行所无事，凡药能逐邪者，皆能伤正；能补虚者，皆能留邪；能提邪出于某经者，皆能引邪入于某经，故麻桂发表，亦能亡阳；苓泻利水，亦能铄津。于此知无药之不偏矣。惟性各有偏，故能去一偏之病，若造物生药，概予以和平之性，何以去病乎？夫亦在驭之而已，驭之能否，全在医者识证有定见，俾逐邪者辨其证之虚不虚，而邪去正自复；补虚者知其邪之尽不尽，而正胜邪难干。斟酌轻重之间，分别后先之次，神明于随症用药四字，方法之能事毕矣，何可朋参芪而仇硝黄哉！

## 用药之法　　　　　　　　　　　罗整斋

经曰：塞因塞用，通因通用，寒因热用，热因寒用，用热远热，用寒远寒，均有一定义理，宜明析之。脾虚作胀，治以参术，脾得补而能运化，则胀自消，所谓塞因塞用也。伤寒挟热下利，中有燥屎，用承气汤下之乃安，所谓通因通用也。寒因热用者，药本寒也，而反佐之以热药一二味，或寒药热服。热因寒用者，药本热也，而反佐之以寒药一二味，或热药冷服，俾无拒格之患，所谓"必先其所主而伏其所因"也。用热远热，用寒远寒者，如寒病宜投热药，热病宜投寒药，仅使中病便止，勿过用焉，过用则反为药伤矣。以前诸法，前贤既已指示，后人宜为会悟。

## 用药大要论　　　　　　　　　　石芾南

易曰：立天之道，曰阴与阳，立地之道，曰柔与刚。草木虽微，其气味有阴阳之分，体质有刚柔之别，一物一太极也。古人论药性，多言气味，少言体质，盖以地之刚柔，即天之阴阳所化，言阴阳而刚柔即在其中，后人不悟此理，每每误用，春山谓病有燥湿，药有燥润，凡体质柔软，有汁有油者皆润；体质干脆，无汁无油者，皆燥。然有辛润、温润、平润、凉润、寒润之殊，有辛燥、温燥、热燥、平燥、凉燥、寒燥之异，又有微润、甚润，微燥、甚燥之不同，凡润药得春秋冬三气者多，得夏气者少；燥药得夏秋冬三气者多，得春气者少。燥药得天气多，故能治湿；润药得地气多，故能治燥。药未有不偏者也，以偏救偏，故名曰药。试举其大略言之：辛润如杏仁、牛蒡、桔梗、葛根、细辛、前胡、防风、青蒿、紫菀、百部、当归、川芎、桃仁、红花、茺蔚子、白芷、鲜石菖蒲、远志、鲜郁金、蜀漆、僵蚕、芥子、莱菔子、苏子、薤白、生姜、豆豉、葱白、芹菜汁、韭汁之类。温润如党参、高丽参、黄芪、甜冬术、苁蓉、枸杞、山萸、菟丝、芦巴、巴戟天、桑葚、金樱子、五味子、桂圆、大枣、胡桃、鹿茸、鹿角胶、羊肾、海参、淡菜、紫河车、坎气之类；大抵温润一类，气温得天气多，质润得地气多，受气比他类较全，且味多带甘，乘土之正味，治阴阳两虚者，颇为合拍。平润如南北沙参、东洋参、熟地、首乌、芍药、玉竹、百合、沙苑、柏子仁、酸枣仁、甜杏仁、冬瓜仁、麻仁、黑芝麻、乌梅、蜂蜜、饴糖、阿胶、燕窝、猪肤、鸭汤、人乳之类。凉润如干地黄、元参、天麦冬、西洋参、鲜石斛、女贞子、银花、菊花、鲜桑叶、蒲公英、知母、荷叶、竹沥、竹茹、竹叶、淡竹叶、芦根、白茅根、怀牛膝、川贝母、枇杷叶、瓜蒌、花粉、海藻、昆布、柿霜、紫草、白薇、梨、藕、蔗汁、荸荠汁、露水、龟板、鳖甲、牡蛎、决明、文蛤、海浮石、童便之类。寒润如石膏、鲜地黄、犀角、羚羊角、蚌水、猪胆汁之类。辛燥如羌独活、苏叶、荆芥、薄荷、藿香、佩兰、香薷、木香、香附、麻黄、桂枝、牵牛、芫花之类。温燥如苍术、厚朴、半夏、南星、蔻仁、砂仁、益智仁、破故纸、山楂、青陈皮、槟榔之类。燥热如附子、肉桂、干姜、炮姜、吴萸、椒目之类。平燥如茯苓、琥珀、通草、苡仁、扁豆、山药、甘草、神曲、炒谷芽、猪苓、泽泻、川牛膝、萆薢、茵陈、防己、豆卷、蚕砂、车前子、海金沙之类。凉燥如连翘、栀子、霜桑叶、丹皮、地骨皮、钗石斛、滑石、寒水石、柴胡、升麻、蝉蜕、钩藤、槐米、枳壳、枳实、荸荠子之类。寒燥如黄连、黄芩、黄柏、木通、苦参、金铃子、龙胆草、大黄、元明粉、大戟、甘遂之类。本草体质，大略如此。再辨其气味：大抵气薄者多升多开，味厚者多降多阖。补者多阖。辛甘发散为阳主升；酸苦涌泄为阴主降。温者多开，寒者多阖。泻者多开，补者多阖。辛苦辛酸之味多开，酸咸之味多阖。辛能散能润，又能通津行水；苦能燥能坚，又能破泄；酸能收；咸能软，又能凝；甘得土之正味，无毒，同开则开，同阖则阖，缓中之力独多；淡得天之全气，上升于天，下降于泉，渗湿之功独胜。若夫水族，如龟板、鳖甲诸品，禀乾刚之气，得坎水之精，体刚质柔，味咸而淡，能攻坚软坚，能燥湿清热，能滋阴潜阳，一药三用，阴虚夹湿热者，血燥结块者，用之尤宜。独是草木受气多偏，味难纯一，一药多兼数味，或先苦后辛后甘，或先甘后辛后苦，总以味偏胜为主，味居后者为真，须平昔亲尝，方能不误。且地气不同，如麦冬本甘，今甘中带辛，杭产者辛味犹少，川产者辛味较多。钗斛本淡，今霍山产者，地近中州，味仍甘淡，川产者味淡微苦，广西、云南产者，味纯苦而不甘，以广西、云南，居中州西南之边陲，得燥火之气独胜也。不独时地不同，即种植亦异，如高丽人参，气本微温，今用硫磺拌种，则温性较胜，如此类推，不可枚举。至用药之法，须知用意。医者意也，以意治病，是最上一乘；不得已而用药，已落二乘；然无情之药，以有知之意用之则灵，古法用药如用兵，用兵有战有守，有奇有正，用药亦然。以天地之气，犹橐籥之开阖，运行不息，故能化生万物，在人则不能，故其机一停则病，一偏亦病，一息则死。六气之中，寒湿偏于阖，燥火偏于开。风无定体，兼寒湿则阖，兼燥火则开。暑有热有湿，偏于热者多开，偏于湿者多阖。用药治病，开必少佐以阖，阖必少佐以开，升必少佐以降，降必少佐以升，或正佐以成辅助之功，或反佐以作向导之用，阴阳相须之道，有如此者。燥病治以润，不妨佐以微苦，以微苦属火，火能胜金也。湿病治以燥，不如治以淡，以淡味得天之燥气，功专渗湿也。更有病纯者药纯，病杂者药杂。有病虽杂而出于一源，则立方要有专主，有病虽纯而夹之他病，则立方要有变通。燥病须防其夹湿，湿病须防其化燥。观其往，以治其现在；治其现在，须顾其将来。表里寒热虚实，固当分明；标本先后轻重，尤宜权变。燥病当用膏滋，湿病当用丸散。燥病夹湿，润药用炒，或用水丸；湿病化燥，燥药用蒸，或用蜜丸。欲其速行，则用汤药，取汤以荡之之义。欲其缓化，则用丸药，取丸以缓之之义。至于煎法，亦当用意，如阴液大亏，又夹痰涎，则浊药轻煎，取其流行不滞，如地黄饮子是也。如热在上焦，法宜轻荡，则重药轻泡，取其不犯下焦，如大黄黄连泻心汤是也。如上热下寒，则寒药淡煎，温药浓煎，取其上下不碍，如煎附子泻心汤法。或先煎以厚其汁，或后煎以取其气，或先煎取其味厚而缓行，或后煎取其气薄而先至，如大承气汤，先煎大黄、枳实、厚朴，后下芒硝是也。欲其速下，取急流水；欲其缓下，用甘澜水，即千扬水，如煎大半夏汤法。欲其上升外达，用武火；欲其下降内行，用文火，或药后啜薄粥助药力以取汗，如服桂枝汤法。或先食后药，助药性之上升，种种治法，非参以意不可。试观仲景先师，一百一十三方，三百九十七法，皆有真意存乎其间，学者以意会意，自有心得，此不过论其大略而已。

## 用药先须权衡病人胃气　　　赵晴初

药气入胃，不过借以调和气血，非入口即变为血气，所以不在多也。有病人粒米不入，反用腻膈酸苦腥臭之药，浓煎大碗灌之，即使中病，尚难运化，况与病相反，填塞胃中，即不药死，亦必塞死，小儿尤甚，此洄溪徐氏目击心伤，所以《慎疾刍言》有制剂之说也。余曾言用药治病，先须权衡病人胃气，亦此意也。乃医家病家，往往不达此理，以致误药伤生，可慨已。洄溪一案，备录于后，足为世鉴焉：郡中朱姓，有饮癖，在左胁下，发则胀痛呕吐。始发甚轻，医者每以补剂疗之，发益勤而甚，余诫之曰：此饮癖也，患者甚多，惟清饮通气为主，断不可用温补，补则成坚癖，不可治矣。不信也。后因有郁结之事，其病大发，痛极呕逆，神疲力倦，医者乃大进参附，热气上冲，痰饮闭塞，其痛增剧，肢冷脉微，医者益加参附，助其闭塞，饮药一口，如刀箭攒心，哀求免服，妻子环跪泣求。曰：名医四人，合议立方，岂有谬误？人参如此贵重，岂有不效？朱曰：我岂不欲生？此药实不能受，使我少缓痛苦，死亦甘心耳。必欲使我痛极而死，亦命也。勉饮其半，火沸痰壅，呼号婉转而绝。大凡富贵人之死，大半皆然，但不若是之甚耳。要之，中病之药，不必入口而知，闻其气即喜乐欲饮；若不中病之药，闻其气即厌恶之，故服药而勉强苦难者，皆与病相违者也。《内经》曰：临病人间所便，此真治病之妙诀也。若孟子所云：药不瞑眩，厥疾不瘳。此乃指攻邪破积而言，非一例也。

## 用药忌夹杂　　　　　　　　　　　　　　　陆定圃

用药最忌夹杂，一方中有一二味，即难见功。陈某病温，壮热无汗，七日不食，口渴胸痞，咳嗽头痛，脉数，右甚于左，某医用连翘、瓜蒌皮、牛蒡子、冬桑叶、苦杏仁、黑山栀、象贝、竹叶、芦根，药皆中病，惜多羚羊角、枳壳二味。服一剂，病不减，胸口闷，热转甚，余为去羚羊角、枳壳，加淡豆豉、薄荷，服一剂，汗出遍体，即身凉、能食。复去淡豆豉、牛蒡子，加天花粉，二剂痊愈，因思俗治温热病，动手即用羚羊角、犀角，邪本在肺胃，乃转引之入心肝，轻病致重，职是故耳。

## 病轻药重能令增病说　　　　　　　　　　　赵晴初

病证本轻，因药而重，药不对证，故令病重；即或对证，症轻药重，亦令重也。余治一妇人，恶心呕吐、头眩恶食，医药两月，降逆如左金丸、旋覆代赭汤，调气如砂蔻、乌沉之类，补益如六君、四物等剂，转见心胸烦懑，恶闻食气，体重作痛，黄瘦倦卧，气息奄奄，一医谓血枯经闭，虚劳重证，嘱病家治后事矣。诊其脉，细弱之中，终有动滑之象，详细询问，腹虽不大，而时有动跃，断为怀妊。恶阻本属妊妇之常疾，因过药伤胃，致现种种恶候，劝令停药，不肯信从，乃立疏气降逆养胃清和平淡之剂，服后膈胸稍宽，随后出入加减，总以轻剂渐渐收功。数月后，竟举一男。《金匮》原有"医者治逆，却一月加吐下者，则绝之"之明训，绝之者，绝止医药，俟其自安也。不肯绝药，姑以轻剂与之。

陆平一曰：峻补峻攻，大寒大热之剂，急病偶用之；若施诸病未剧时，即或对症，犹防过剂，秦良医曰和曰缓，此左氏假定之名，其取义大有在焉。

## 用性相忌物治病　　　　　　　　陆定圃

物性有相忌者，即可因之以治病。如铁畏朴硝，张景岳治小儿吞铁钉入腹内，用活磁石一钱、朴硝二钱，并研末，煞熟猪油，加蜜和调与之吞尽，遂裹护铁钉，从大便解下。豆腐畏莱菔，《延寿书》云：有人好食豆腐，中毒，医不能治，作腐家言：莱菔入汤中，则腐不成。遂以莱菔汤下药而愈。菱畏桐油，《橘旁杂论》云：一医治某，嗜菱，食之过多，身热胸满，腹胀不食，病势垂危，知菱花遇桐油气辄菱，因取新修船上油滞作丸，入消食行气药中，与服，即下黑燥粪而痊。此类尚多，未能缕举，习医学者，诚不可不博识多闻也。

## 水升火降说 孙庆增

水不升为病者，调肾之阳，阳气足，水气随之而升；火不降为病者，滋心之阴，阴气足，火气随之而降。则知水本阳，火本阴，坎中阳能升，离中阴能降故也。

## 水火本无二气 唐立三

水性本燥烈发扬，而肾中相火，偏职闭藏。水性本柔弱蛰藏，而心精三合，独主清利，则知性以位变。水火本无二气，嘘气即有水，阳化阴也；蒸水即有气，阴化阳也。灯因膏而不灭，阳依阴也；水因火而不冰，阴依阳也。相须如此，可以知其情性也。

## 精血不足须补脾胃化源 赵晴初

新安程文圃观泉《杏轩医案》曰，经曰，"肾者主水，受五脏六腑之精而藏之。"是精藏于肾，非精生于肾也。譬诸钱粮，虽储库中，然非库中自出，须补脾胃化源，余评叶氏医案有云：此等血肉有情之方，正合"精不足者，补之以味"经旨，如果病人胃口伤残，未司遽投，正与杏轩先生之言暗合。盖补精必用浓厚之品，然总须胃化脾传，方能徐徐变精归肾，不过以浓厚之品，较清淡者变精为较易耳，断不能入口之后，辄变精而藏诸肾也，须补脾胃化源者，饮食增则津液旺，自能充血生精也。

## 调养药清养峻补各有所宜　　　李冠仙

凡用药调理病人，如浇灌花木然，有宜清水者，有宜肥壮者，既得其宜，而又浇灌适中，无太过不及之弊，自然发旺异常。调理病人亦然，有宜清养者，有宜峻补者，有宜补气者，有宜补阴者，必求其当而后有效，不可蒙混施治也。即如有求速效者，以为人参补气，既服人参，何气尚不足？熟地补阴，既服熟地，何阴尚不足？不知用药培养，亦如浇灌花木之道，浇灌得宜，则花木借以易长，非所浇灌者，即是花木也。即如芍药最宜稠粪，多以稠粪加之，岂即变为芍药乎？是故气虚者，宜参，则人之气易生，而人参非即气也。阴虚者，宜地，服地则人之阴易生，而熟地非即阴也。善调理者，不过用药得宜，能助人生生之气，若以草根树皮，竟作气血用，极力填补，如花木之浇肥太过，反遏其生机矣。可知用药总要轻重得宜，不可呆板，况善用补者，补中有开，譬如作文，尽填实字，无一虚字，可能成文乎？

## 补剂宜审气体之宜　　　陆定圃

人至中年，每求延寿之术，有谓当绝欲者，有谓当

145

服食补剂者，余谓修短有命，原不可以强求，如必欲尽人事，则绝欲戒思虑，二者并重，而绝欲尤为切要。至于服食补剂，当中气体之宜，慎辨药物，不可信成方而或失之偏，转受其害也。

## 补剂之害　　　　　　　　　　　徐灵胎

医家于起病之时，用切近之药一二剂，未即有效，即转而改用温补，不思病之中人，愈必有渐，不可因无速效，而即换方也。况所服之方，或未尽善，不思即于前方，损益万妥，而遽求变法，又不肯先用轻淡之剂，探测病情，专取性雄力厚之品，大反前辙，必至害不旋踵，总由胸无定见之故。当思人之有病，不外风、寒、暑、湿、燥、火为外因，喜、怒、忧、思、悲、惊、恐为内因，此十三因，试问何因是当补者？大凡人非老死，即病死，其无病而虚死者，千不得一。况病去则虚者亦生，病留则实者亦死，若果元气欲脱，虽浸其身于参附之中，亦何所用？乃谬举《内经》曰："邪之所凑，其气必虚。"气虚固当补矣，所凑之邪，不当去耶？盖邪气补住，则永不复出，重则即死，轻则迁延变病，或有幸而愈者，乃病轻而元气渐复，非药之功也。余少时见问疾者，闻医家已用补药，则庆，庆病者已愈；今则病势方张，正群然议进参、附、熟地，岂不可骇！其始也医者先以虚脱吓人，而后以补药媚人。于是人人习闻，不怕病死，只怕虚死。所以病人向医者述病，必自谓极虚，而旁人代为述病，亦共指为极虚，惟恐医者稍用攻削之剂，或有稍识病之医，即欲对证拟方，迫于此等危言，亦补药以免谤，势使然也。

## 热补之害 陆定圃

世俗喜服热补药，如桂、附、鹿胶等，老人尤甚，以其能壮阳也。不知高年大半阴亏，服之必液耗水竭，反促寿命，余见因此致病者多矣。

## 药 验 论 莫枚士

凡中病之药，服后半日许，可验其当否者，大约有三：一则药到病除，如《灵枢》不得卧，用半夏秫米，覆杯即卧，及他方所云一剂知，二剂已者是也。一则服药后，别生他病，非药之祟，正是病被药攻拒之使然，如《伤寒论》太阳病，服桂枝汤，反烦；风湿相搏，服术附汤，其人如冒状者是也。一则服药后，所病反剧，非药之误，正是以药攻病托之使然，如伤寒初起及疟疾方盛之时，投以中病之药，往往增剧是也。第一验人所易知；第二验恒易令人疑惑，自非识病辨脉，确有把握，必将改易方法，以致辗转贻误者有之；若第三验，则必訾之议之矣，然数十年，目见耳闻，第三验最多，世人狃于第一验之快，而欲以概其余，噫! 此事真难言哉。

## 方不在多，贵加减得法论　　　程芝田

近世医家，不推病由，务求名目，一病数方，以多为贵久矣。窃谓治病譬治罪，立方同制律，加减犹比例也。罪条不等，总不外斩、绞、流徙、杖责之律；病症无穷，亦不外温、清、泻、攻散之方。从宽从严，比例拟处；或轻或重，加减权宜。盖律是死法，而比例是活法也；方是从经，而加减从权也。如仲景之方，犹之古律，诸家之方，皆比例而出也，药方虽多，总不出古方之范围，故方不在多，而贵加减之得法。即仲景之方，精而不杂，以六方为主，诸方从而加减焉。凡汗剂皆本桂枝，吐剂皆本栀豉，攻剂皆本承气，和剂皆本柴胡，寒剂皆本泻心，温剂皆本四逆，浑而数之，共成一百十三方，皆从加减而出也。推而广之，补气不外四君，补血不外四物，化痰不离二陈，解郁不离越鞠，如《薛氏医案》，方不满百，其因症用方，左右咸宜，出神入化，何莫非加减之妙哉! 能得其理，一言而终，不悟其理，流散无穷，其斯之谓欤。

陆平一曰：家君常谓，近今医家鲜通材者，由于看

无方之书少，看有方之书多，且由于看药书少，看方书多，是以古方横亘于胸，遇一病，则此曰用某汤，彼曰用某汤，均依稀以方凑病，无一人辨别病源，择某药为主要，某药为辅助，以自成一方者。奉劝医家，多看无方之书，细究本草药性之宜忌，而古今成方，则但究其针对病证之妙，君臣佐使配合之宜，不必强记何者几味。为剿袭之谋，斯上乘矣。若仅能用古方以加减，已属下乘，矧不知对证加减者哉。

## 古人随证立方，非立方待病　　赵晴初

古人随证以立方，非立方以待病，熟察病情，详审用药，味味以病针锋相对，无滥无遗适至其所，如写真焉，肖其人而止，不可以意增减也。千变万化之中，具有一定不易之理，活泼圆机，有非语言文字所能解说，在学者心领神会而已。其所以设立方名者，规矩准绳，昭示来学，非谓某方一定治某病，某病一定用某方也。古方夥矣，岂能尽记，纵能尽记，而未能变通，虽多奚益！即如桂枝汤一方，加桂枝分两，名曰桂枝加桂汤；加芍药分两，名曰桂枝加芍药汤；去芍药，名桂枝去芍药汤；桂枝甘草二味，名曰桂枝甘草汤；芍药甘草二味，名曰芍药甘草汤；甘草一味，名曰甘草汤，信手拈来，头头是道，一方可分为数方，数方可合为一方；

增一药之分两，即所以减他药之分两，而另名为一方；取一味二味，即名为一方，药随病为转移，方随证为加减，因物付物，何容心焉？设悬拟一方，以治一病，印定后人眼目，天下岂有呆板之病证，待呆板之方药耶？奈何张景岳新方八阵，及黄元御八种书内自制之方，不一而足，岂以古方为不足用，而有待于新制乎？集数味药，辄名一方，方不可胜穷，徒眩人意耳。

## 古今治法无异同论　　　　程芝田

余初习医，所读者惟宋、元、明诸家之书，其所论俱为今人体气薄弱，谓仲景之方，宜于古而不宜于今，只取乎和之剂，略峻险者，俱不收用，各承家技，自制新方，将仲景之方书，置之高阁久矣。其偏于温补者，每遵"阳能生阴"之说，不独芩、连、知、柏，畏其寒凝，即丹芍地冬，亦所忌用。其偏于滋补者，又守"阴常不足"之论，不但桂、附、姜、萸，视若砒鸩，即香、砂、丁、蔻，亦不轻投，至攻散之剂，更无论矣，以为实而误补，不过增病，病增者可解；虚而误攻，必先脱元，元脱者无救。读之似属近理，故每以补字横于胸中，作为枕中之秘，不曰阴虚阳虚，即曰先天后天，然效者半，不效者亦半。又以为王道无近功，日复一日，听之气数，束手待毙，今之良医，大抵如斯也。

窃思仲景为医中之圣，其著书立说，当为久远计，非为一时计也！岂有宜古不宜今之理！如三代之礼，至今不易，所损所益，百世可知，况药以攻病，有是病则病受之，若无是病，不独峻剂能伤正气，即和乎之品，亦堪杀人；有是病而不用是药，则姑息养奸轻症转重，重病转危矣。夫攻病如攻敌，用药如用兵，兵在精而不在多，药贵当而不忌峻，如仲景之方，只用数味，寒热攻补，各尽其妙。且攻贼即是安民，驱邪即以养正，六淫之邪，犹乱贼也，七情之伤，犹民变也，贼乱可攻，民变宜安，故不可认贼为民，又不可将民作贼，如大寇已去，只须安民，而余党自散，即养正可以逐邪之义；若首恶未除，贼还复聚，又当安内以攘外矣。能于仲景诸方，细细揣摩，则临证有握要之机，用药无畏缩之弊，古今岂有异同哉！倘认证不确，又不若和平之剂为稳，所谓临事而惧，好谋而成，治病亦当作如是观。

## 用古法可化裁 赵晴初

大黄同附桂用，是温下法，叶氏医案痢门，姚颐真用大剂肉苁蓉配姜附，即是温下法化为温滑法。泻心汤，姜连并用，是苦辛升降法，马元仪《印机草》中，干姜同瓜蒌用，是即苦辛开降法化为辛润开解法，瓜蒌润燥开结，荡热涤痰，为胸膈热郁之圣药，其性濡润，谓之滑肠则可，若代大黄作下药用，则不可，吾乡章虚谷有蒌仁辨，言之甚详。

## 拘方治病，病必殆 赵晴初

学医犹学奕也，医书如奕谱也。世之善奕者，未有不专心致志于奕谱，而后始有得心应手之一候。然对局之际，检谱以应敌，则胶柱鼓瑟，必败之道也。医岂不然！执死方以治活病，强题就我，人命何堪哉！故先哲有言曰：检谱对奕，奕必败；拘方治病，病必殆。丹溪朱氏亦曰：古方新病，安有能相值者，泥是且杀人。

## 古方不可妄用 周名顺

古方不可妄用，如《圣惠》《千金》《外台秘要》所论，病原脉证及针灸法，皆不可废。然处方分剂，与今大异，不深究其旨者，谨勿妄用。有人得目疾，用古方治之，目遂突出；又有妇人产病，用《外台秘要》坐导方，反得恶露之疾，终身不瘥。

## 用经验方亦有不善 赵晴初

经验良方，刊刻印送，救人疾苦，此诚仁人之用心也。第所集者，虽皆试验之方，而用方者，未能确辨其证，往往检方试病不效，则更方再试，轻症轻方，当无大碍，若病涉深重，药属猛烈，其堪屡试乎？如近今《验方新编》，不胫而走，几至家置一编，其中不无庞杂，间有峻厉之方，意编书者，似于医事未尝有精诣也。然善化鲍氏，费二十年心力，汇集诸方，校雠不倦，其活人济世之心，正足令人钦仰，原在用方之人，自己斟酌去取耳。昔李明之先生，尝言《苏沈良方》，犹唐宋类诗。盖言不能诗者之集诗，犹不知方者之集方也。一诗之不善，诚不过费纸而已；一方之不善，则其祸有不可胜言者。夫试验方，岂有不善？不对证或适与证相反，乃为不善耳。愿灵方者，遇峻厉方，可删则删之，万不可删，则于方下详细注明病情现证，如何者可用，如何者不可用，庶几用者可以对症检方，不致轻试浪投，是亦古人慎疾之意欤。

## 单方当审病症所宜　　　　陆定圃

近世所传单方，当慎择用之。朱子藩眉极少，方士令服末子药六七厘，眉可即生，戒以服药后须避风。服之夕，即有汗，偶值贼至，乃出庭除，及归寝，大汗不能止，几至亡阳，后竟不寿。胡某患水肿，服药不效，有教以黑鱼一尾，入绿矾腹中，烧灰服之，服后腹大痛遽死。天古方单方，用之得当，为效甚速，但当审病证之所宜，且勿用峻利之药，庶几有利而无弊耳。

## 单方之害 赵晴初

世所传经验单方，往往仅标治某病，而不辨别脉证，其间清和平淡之品，即不对证，试用尚无大碍，若刚暴猛烈之药，用者尚其慎之。余亲见一妇人，用密陀僧截疟，一男子用蕲蛇酒治痛风，皆顷刻告殂，与服毒药无异。又张石顽曰：或问近世治黄瘅之病用草头方，在穷乡绝域，犹之可也。城廓愚民，亦多效尤，仁人鉴此，岂不痛哉! 尝见有服商陆根，苦匏酒，过山龙，雪里青，鹿葱等汁，吐利脱元而死者，指不胜屈。曾有孕妇病黄，误用瓜蒂搐鼻，呕逆喘满，致胎息上冲，惨痛叫号而毙。设当此际，得何法以救之耶? 答言：是皆宿孽使然，与飞蛾触火无异，欲救之者，惟广行刊布，垂诫将来，勿蹈前辙，庶不失仁人之用心，欲手挽已复之车，吾未如之何也。按：此则草头单方之误人，为祸尤烈。第瓜蒂搐鼻治黄，是仲圣法，因不知孕妇应忌，而误用致弊，拘方治病，病必殆，斯言洵不诬矣。至用商陆根等，犹举其名，当其误用时，或能知何药之误，尚可设法解救。特有一种以草药治病者，辗转传授，谬称秘方，仅识其形状气色之草药，采而用之。在用者，自己尚不能举其名，而先揉捣之，且使人莫能辨识，故神其说以惑人。治或得效，则群相走告，诧为神奇，后凡遇是病，以为业经试验之方，放胆用之而不疑，一服未效，再服三服。殊不知效于此者，未必效于彼，以病有浅深，体有强弱，证有寒热虚实，绝不能执一病之总名而以一药统治之也。且草药之用，往往力专而性猛，药病偶或相当，其奏功甚捷，一不相当，亦祸不旋踵，深愿世之明哲保身者，守"未达不敢尝"之训，万弗以性命为试药之具。并转劝诫，俾共知用药治病，虽专门名家，尚须详细体察，讵可轻服草药，存侥幸之心，致蹈不测之祸哉。

陆平一曰：经验方、单方，病家每乐于简便，率喜用之，不知亦须就体质之阴阳，病症之原由，辨别而施，而病家知病源知药性者少，是以峻厉之方，虽验勿载，冀毋遗祸。家君所以有鲟溪内服外治两种单方之选焉。

## 丹方不可轻服　　　　　　　　　　孙庆增

口受丹方，无不夸张效验，而又药物轻贱，便于采取，故人乐于听闻，不辨病之阴阳、表里、浅深、虚实，漫以试之，祸不旋踵者多矣。乡愚之人，往往蹈此，哀哉！

## 方药等分解　　　　　　　　　　朱应皆

尝读古方，每有药味之下，不注分两，而于末一味下注各等分者，今人误认为一样分两，余窃不能无疑焉。夫一方之中，必有君臣佐使，相为配合，况药味有厚薄，药质有轻重，若分两相同，吾恐驾驭无权，难于合辙也。即如地黄饮子之熟地、菖蒲，分两可同等乎？天真丹之杜仲、牵牛，分两可同等乎？诸如此类，不一而足，岂可以各等分为一样分两哉！或曰：子言是矣。然则古人之不为注定而云各等分者何谓耶？愚曰：各者，个别也。古人云：用药如用兵。药各有品，犹之将佐偏裨，各司厥职也。等者，类也，分类得宜如节制之师，不致越伍而哗也。分者，大小不齐，各有名分也。惟以"等"字，与上各字连读，其为各样分两，意自显然；今以"等"字与下"分"字连读，则有似乎一样分两耳。千里之错，失于毫厘，类如是耳。窥先哲之不以分两明示后人者，盖欲令人活泼泼地，临症权衡，毋胶柱鼓瑟也。窃以为古人之用心如此，不揣愚陋，敢以质诸高明。

## 书方宜人共识说      顾雨田

国家征赋，单曰易知；良将用兵，法云贵速；我侪之治病亦然。尝见一医方开"小草"，市人不知为远志之苗，而用甘草之细小者；又有一医方开"蜀漆"，市人不知为常山之苗，而令加干漆者。凡此之类，如写玉竹为葳蕤，乳香为熏陆，天麻为独摇草，人乳为蟠桃酒，鸽粪为左蟠龙，灶心土为伏龙肝者，不胜枚举。但方书原有古名，而取用宜乎通俗，若图立异矜奇，致人眼生不解，危急之际，保无误事。又有医人工于草书者，医案人或不识，所系尚无轻重，至于药名，则药铺中人，岂能尽识草书乎？孟浪者约略撮之而贻误，小心者往返询问而羁延。可否相约同人，凡书方案，字期清爽，药期共晓。再如药引中生姜常写几片，灯芯常写几根，竹叶、橘叶，常写几瓣，葱管、荷梗，常写几寸，余谓片有厚薄，根有短长，瓣有大小，寸有粗细，诸如此类，皆须以分两为准。又煎药，宜嘱病家，各药各罐，勿与他人共用，恐彼煎攻克，此煎补益，彼煎寒凉，此煎温热，譬如酒壶泡茶，虽不醉人，难免酒气。此说偶见于《愿体集》中，窃以为先得我心，故亦摘而赘之。

## 伪药名论 　　　　　　　　　吴鞠通

病有一定之名，近有古无今有之伪名，盖因俗人不识本病之名，而伪造者，因而乱治，以致误人性命，如滞下肠澼，便下脓血，古有之矣，今则反名曰痢疾。盖利者，滑利之义，古称自利，皆泄泻通利太过之证也。滞者，瘀涩不通之象，二义正相反矣。然治法尚无大疵谬也。至妇人阴挺、阴蚀、阴痒、阴菌等证，古有明文，大抵多因于肝经郁结，湿热下注，浸淫而成。近日北人名之曰"瘄"，历考古文，并无是字，焉有是病？而治法则用一种恶劣妇人，以针刺之，或用细钩钩之，利刀割之，十割九死，哀哉！其或间有一二刀伤不重，去血不多，病本轻微者得愈，则恣索重谢。试思前阴乃肾之部，肝经蟠结之地，冲、任、督三脉，由此而分走前后，岂可肆用刀钩之所。甚则肝郁胁痛，经闭寒热等证，而亦名之曰瘄。无形可割，则以大针针之，在妇人犹可借口曰妇人隐疾，以妇人治之；甚至数岁之男孩，痔疮、疝瘕、痞疾，外感之遗邪，总而名之曰瘄，而针之割之，更属可恶。在庸俗乡愚，信而用之，犹可说也，竟有读书明理之文人，而亦为之蛊惑，不亦怪哉！又如暑月中恶腹痛，若霍乱而不得吐泻，烦闷欲死，阴凝之痞证也，治以苦辛芳热则愈。能吐泻则轻，论在中焦寒径门中，乃今世相传为之痧证，又有绞肠痧、乌痧之名，遂至方书中，亦有此等名目矣。俗治以钱刮关节，使气血一分一合，数分数合而阳气行，行则通，通则痞开痛减而愈。但愈后周十二时，不可饮水，饮水得阴气之凝，则留邪在络，遇寒或怒，则动肝而复发，发则必须再刮，是则痧固伪名，刮痧乃通阳法，虽俗流，颇能救急，犹可也。但禁水甚难，最易留邪。无奈近日以刮痧之法刮温病，夫温病，阳邪也，刮则通阳太急，阴液立见消亡，虽后来医治得法，百无一生，吾亲见有痉而死者，有痒不可忍而死者，庸俗之习，牢不可破，岂不哀哉!此外，伪名妄治颇多，兹特举其尤者耳。若时医随口捏造伪名，南北皆有，不胜指屈矣。呜呼!名不正，必害于事，学者可不察乎!

## 灸难妄用 赵晴初

古圣人治病之法，针灸为先，《灵》《素》所论，多为针灸而设。今时治病，用针极少，用灸者尚多，但病非一概可灸也，大抵脉沉迟，阳气陷下者最宜，若阳盛阴虚者，断不宜灸。仲圣《伤寒论》云：微数之脉，慎不可灸。因火为邪，则为烦热，追虚逐实，血散脉中，火气虽微，内攻有力，焦骨伤筋，血难复也。脉见微数，则是阴虚而阳炽，重以火力追逐其血，有筋骨焦伤耳。又云：脉浮热甚，反灸之，此为实，实以虚治，因火而动，必咽燥吐血。脉浮热甚，阳气实也。反灸之，是阳实以阳虚治，火上加火，咽因火势上逼而枯燥，血随火势上炎而妄行，在所必至矣。此二条垂诫虽在《伤寒论》中，然不专指伤寒而言，所以不言证而但言脉也。奈何阴虚血热人，甘受痛苦而妄灸，致阴益虚而阳益炽也。吾乡不辨证而妄灸者，妇女居多，缘操是业者，皆女尼村姬之类，易为所惑耳。

陆平一曰：不独灸也，针亦不可妄用。见闻所及，气胀水肿等证，因妄针而毙者亦比比矣。

## 论治病宜用药不宜用方　　　　　陆成一

方即开列诸药而成者也，何以云宜用药不宜用方乎？曰：一药有一药之性质功用，虽同一表药，同一补药，同一下药，细究之，皆微有不同。洞明药性而自能成方，曰用药；专用古方，曰用方。医家每乐趋简便，或用仲景方，或用景岳方，或用修园方，或用鞠通方，或用切庵集方，而于方中某药何利，某药何弊，未能逐味考究，但知为温为寒，能治某病，知其好处，不察其坏处，其于所诊之病，有无关碍，能否的当，概不复计。虽所用系对症之方，而有一二味不相宜者，挽入其间，服之即难于见效。譬如血热者，宜用丹皮，而气逆即忌之；阴虚者，宜用胶地，而有痰即忌之；血虚者，宜用当归，而便溏即忌之。诸如此类，不胜枚举，药性必先察其禁忌，然后可用。此古方之所以必须善为加减也，本草之所以必当逐味研究也。